看護師・検査技師・研修医のための

ペースメーカー心電図が好きになる！

改訂第2版

Attractive Pacemaker ECGs for Nurses, Medical Technologists and Residents, 2nd Edition

Published by Nankodo Co., Ltd., Tokyo, 2014

看護師・検査技師・研修医のための

ペースメーカー心電図が好きになる！

改訂第2版

著　山下　武志　（公財）心臓血管研究所名誉所長
葉山恵津子　元（公財）心臓血管研究所付属病院臨床検査室

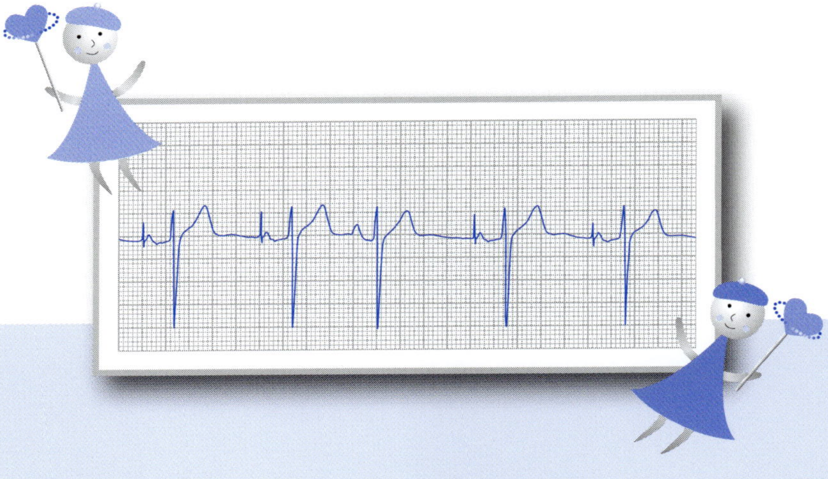

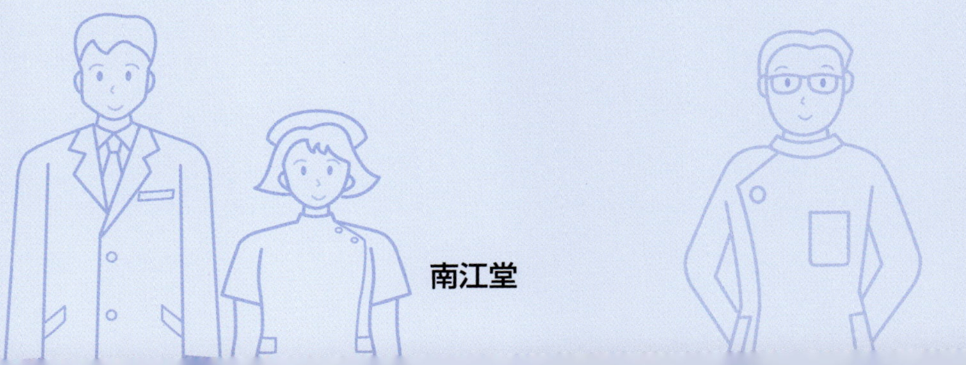

南江堂

執筆者一覧

山下　武志　やました　たけし　（公財）心臓血管研究所名誉所長

葉山恵津子　はやま　えつこ　元（公財）心臓血管研究所付属病院臨床検査室

改訂第2版　序　文

本書の初版が出版されて約7年の歳月が過ぎました．幸いなことに，これまで多くの読者の方々からご好評いただき，7年間も生き残ることができたことを大変ありがたく思います．ある意味で特殊な「ペースメーカー」というデバイス，しかも心電図に絞った書物ということで，読者対象がかなり少ないかもしれないと感じつつも，自分たちの経験を共有することで少しでも役に立てたらという気持ちで始まった本でした．

昨今の医療は7年も経過すると，さまざまな意味で進化，進歩していきます．ペースメーカーもその例外ではありません．初版の基本となる事項は今もまったく変わっていませんが，そこに新しい技術が加わり，初版に掲載されていない情報も増加してきました．そこでこの第2版では，第V章として「ペーシングしないための特殊機能」を新たに書き加え，ペースメーカー周辺の知識をさらに整備しました．「ペースメーカーであるにもかかわらず，わざとペーシングしない」という機能は，ペースメーカーの役割と相反するものですが，そこにはここ数年で蓄積した医学の進歩があります．このような進歩は今後も継続していくことでしょう．

とはいえ，初版と同じように，本書はペースメーカーのすべてを網羅するのではなく，ペースメーカー心電図の大枠を理解するというコンセプトを守るようにしました．進歩した医学の中では，「すべてを知っている」ことより，「自分が知っていることと知っていないことがわかっている」ことのほうがずっと重要だと思うからです．知るべきことはやはりそれでも多くない……主要なポイントを押さえることからまず始めてほしい……看護師，検査技師，研修医など，これからペースメーカーを知りたいと思うすべての方々に役立ってほしいと心から願っています．

2014年10月

山下　武志
葉山恵津子

初版　序　文

診療に必要な医学知識・技術がますます増大するこの時代に，はじめて病棟で働くことになる研修医・看護師の皆さんが最も困っているテーマのひとつに「心電図」があげられます．多くの幅広い知識を吸収しなければならない若い時代に，「心電図」の学習に多くの時間をかけすぎるのも問題です．そのような思いから，『ナース・研修医のための 心電図が好きになる！』という書籍では，できるだけ重要なポイントだけに絞り込みました．幸いなことに好評を博し，その第二弾として生まれたのが本書です．

この本は，心電図が読めるようになった人たちが次に困る問題は何だろうという視点から企画されています．対象として，病棟の看護師（経験2，3年），研修医，臨床検査技師の方々を想定しました．この方々と話してみると，ペースメーカーおよびその心電図に関する質問がたくさん出てきます．病棟ではペースメーカー装着患者さんのモニター心電図，生理機能検査室では24時間心電図や運動負荷心電図に関して多くの疑問があり，その多くの場合で十分な理解と解決にいたっていないようです．特に最近のペースメーカーは高機能化が進んでいるので，非専門家にとってペースメーカーはますます縁遠いものとなりつつあります．

本書は，もっとペースメーカーを身近に感じられるように，臨床現場の視点からペースメーカーとその心電図の基本が理解できることを目指しました．(財)心臓血管研究所付属病院生理機能検査室には過去の膨大なペースメーカー心電図が保存されており，掲載されている心電図はすべてそのライブラリー，つまり臨床現場のものです．そのうえ，ペースメーカー心電図の理解に役立つものをよりすぐっています．読者にはペースメーカーの細部にはこだわらず，大枠を理解してほしいと考えています．スパイクの入った心電図を見ても怖がらないで対処できる，そんな医療者になられることを心より願ってやみません．

2007年8月

山下　武志
葉山恵津子

目　次

	■ 最低心拍数の心電図パターンを確認しよう！	49
C	代表的なペースメーカー不全の心電図を知っておこう！	50
	■ センシング不全	50
	■ ペーシング不全	54
D	心電図所見の規則性を見つけよう－そこにペースメーカーの特殊機能が潜んでいる！	59
	■ ヒステリシス	60
	■ スリーピングレート	61
	■ ミニマムトラッキングリミット	62
	■ セーフティペーシング	63
	■ PVARP自動延長機能	65
	■ ペースメーカー自体の設定によるもの	66
	■ 心房頻拍応答機能	68
E	ペースメーカー不全を見つけよう！	71
	■ 最大R-R間隔をチェックしよう！	72
	■ 心臓が反応しない刺激スパイク（スパイクの後にP波もQRS波もないもの）の有無をチェックしよう！	73
	■ ホルター心電図分析で主治医に報告したほうがよい所見は？	74

IV章　ペースメーカーを装着した患者さんにおける運動負荷試験　75

A	運動負荷試験で知りたいことは？	76
B	運動負荷試験開始時の基本心電図を確認しよう！	78
C	運動負荷極期で心拍数が急に減少しないかを確認しよう！	80
	■ DDD, VDD	80
	■ AAIR, VVIR, DDDR	87
D	植込み型除細動器を装着した患者さんにおける運動負荷試験	94

V章　心室刺激をしないようにする設定を知っておこう！　97

A	ペーシングモード自動変更型	98

I

ペースメーカーって なに？

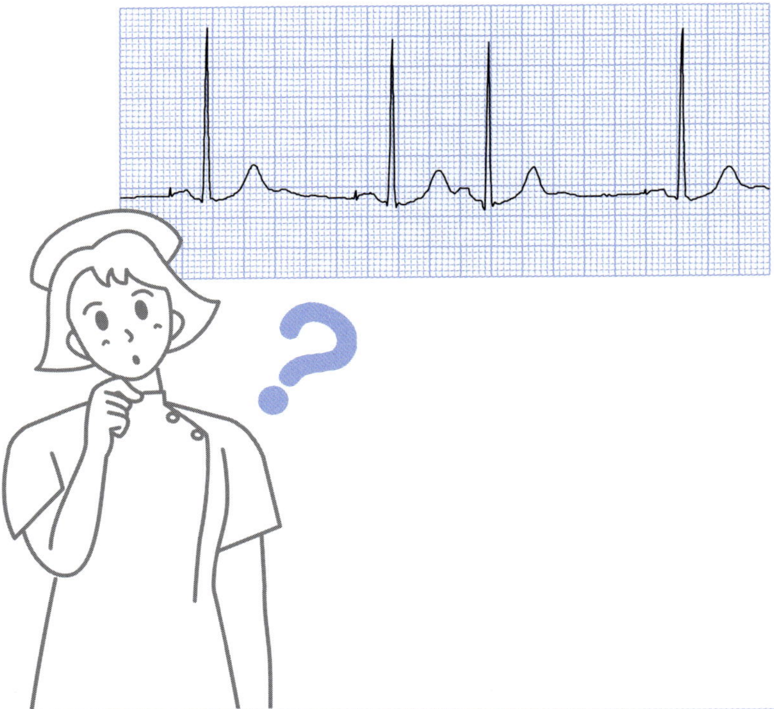

A ペースメーカー心電図は難しい？

- 12誘導心電図を読んだり，ホルター心電図の解析をするときに，「ペースメーカーが入っている患者さん」と聞くと，なんとなく気後れしませんか？　あるいはその心電図を読むことを後回しにしていませんか？　内科前期研修医，後期研修医，あるいは技師さん，看護師さんを交えてペースメーカー心電図の勉強会をすると，ペースメーカー心電図を読むこと，解析することに困っている方々がたくさん集まります．それだけ，理解しにくいと思ってしまう，感じてしまうのがこの「ペースメーカー心電図」なのです．では，そもそもこのペースメーカーは何をしているのでしょうか？

MEMO

【刺激伝導系】

心臓には，そもそも心臓を動かすための電気指令を与える重要な刺激伝導系（洞結節―房室結節―ヒス束―右脚・左脚―プルキンエ線維）と呼ばれる組織がある（**Fig 1**）．心臓は，天然に備わったペースメーカーである洞結節の指令に従い，一番早い電気経路である刺激伝導系を用いて効率的なポンプ活動を行っている．この刺激伝導系は，人間が生きていくために実に巧妙につくられたものである．

Fig 1

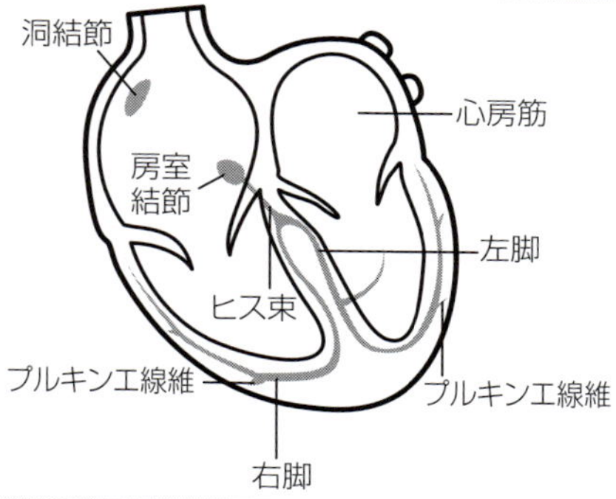

心臓の刺激伝導系に損傷が生じると電気信号というきわめて重要な指令がうまく伝わらない結果，心臓を動かすことができなくなり，「失神」や「突然死」が生じてしまいます．電気興奮を用いた指令系統は，人間が生きるために必要なものなのです．そして，この刺激伝導系が損傷する病気（例：洞機能不全症候群や房室ブロック）で，指令の代わりを務めようとしているのが人工的に心臓に電気刺激を与える装置「ペースメーカー」です．いわば，命の源を機械が代わりに行っているともいえるのですから，難しいと感じてしまうのも当然です．みんなが難しいと思っているのですから，そもそもわかりにくいものなんだと開き直ってしまいましょう．

MEMO

【洞機能不全症候群，房室ブロック】

- **洞機能不全症候群**
  心臓の中で最初の電気興奮を生み出す洞機能の障害による不整脈．規則的かつ適切な心拍数を維持できなくなり徐脈となる．徐脈の程度が顕著になると，めまいや失神を生じる．
- **房室ブロック**
  洞機能は正常で心房は規則的に興奮するが，その電気興奮が心室にうまく伝導しないことによって生じる不整脈．心室のポンプ活動が停止することになり，突然死の原因となる．

Point

- **ペースメーカーは生命を機械的に擬似しようとしたもの．そもそもが難しい試みであり，実際にみんなが難しいと思っている．ペースメーカー心電図に気後れしたとしても，劣等感にさいなまれる必要はない！**

この本は，ペースメーカー心電図を，誰でも普通のレベルで（抵抗感なく）読めるようになるためのテキストです．まず，ペースメーカー心電図を見てもアレルギー感覚をあまり起こさないレベルを目指しましょう．ペースメーカー心電図は始めから終わりまで難しいわけではありません．いくつかの少ないステップを克服するだけで，アレルギー感覚はなくなることと思います．

B ペースメーカーはどんな仕組みなのでしょうか？

❖ そもそもペースメーカーの実物を見たことはありますか？ 「百聞は一見にしかず」です．現在はデモ用のサンプルなどもありますから，まず一度手に取って見てみましょう（**Fig 2**）．

Fig 2

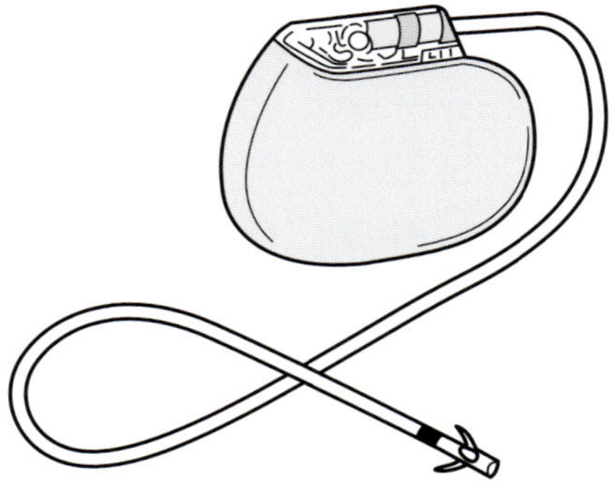

❖ ペースメーカーは，本体（ジェネレーター）とそれにつながった電線（リード）からできています．本体は胸部の皮下に埋込まれ，電線は静脈を介して心臓の中に植えられます．このペースメーカー全体の構造からわかるように，ペースメーカーの本体は，

①心臓からの情報を電線を介して受け取る

②逆にこの電線を使って心臓に電気信号を送る

という，2つの仕事を同時に行っています（電線は必要に応じて，心房または心室に1本だけということもありますし，心房・心室のそれぞれに計2本植えることもあります）．電線の置かれた心房・心室の電気情報を受け取り，必要なときに電気信号を本体から送って心房・心室をしっかりと興奮させる，ある意味きわめて単純な仕事ともいえます．しかし，その実物を見てもピンときませんね．具体的にどんな心臓の情報を受け取って，

どのように心臓に電気信号を送っているのかがわかっていないためです．そして，そこにはさまざまな働き方，パターンがあるのです．

そのさまざまなペースメーカーの仕事の様子をひとつひとつ記述しておくのは大変です．そこで，ペースメーカー本体の仕事の様子を簡単に3文字で表すように決められました．これが，ペースメーカーの「設定モード」といわれるものです．このような取り決めにより，簡単なアルファベット3文字でペースメーカーの働く様子を人から聞いたり，人に伝えられるようになったのです．しかし，一方でこのペースメーカーの設定モードの存在自体が，初心者のペースメーカー理解を大きく妨げている原因にもなっていると思います．

Point

- ペースメーカーの設定モードはすべての基本！　ここから始まり，ここで終わるといっても過言ではない．きっちり押さえよう．これを押さえれば，あとはずいぶん楽になる！

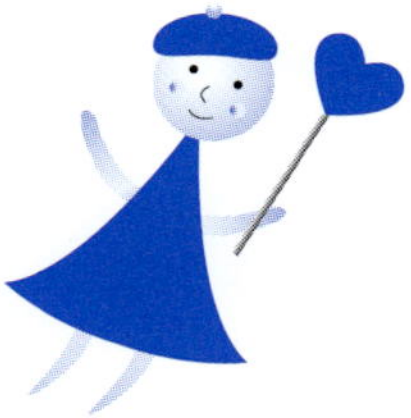

C ペースメーカーモードを理解しよう！

ペースメーカーモード3文字の意味は？

AAI

- ペースメーカーの設定は，基本的にアルファベット3文字で表されています．それを「ペースメーカーモード」といいます．たとえば，代表的な設定モードのひとつである「AAI」という3文字のアルファベットでその意味を考えてみましょう．それぞれのアルファベット文字の意味を記してみます．

1番目の文字	2番目の文字	3番目の文字
A	A	I
刺激する部位	感知する部位	応答様式
atrial 心房	atrial 心房	inhibited 抑制

- アルファベットの順番が重要です．この順番にすべての意味が表されているのです．この順番に従って「AAI」の定義を直接的に解釈してみると，「心房（A）を刺激し，心房（A）を感知し，抑制的に（I）作動する」ということになりますが，これではまったく意味がわかりませんね．わかりやすくいうと次のようになります．
- AAIとは，心房の電気興奮の状態を感知（監視）しながら，もし心房の電気興奮がないと判断されたときに心房を電気刺激して心房の電気興奮を生み出します．しかし，心房の自発的な興奮があるときには電気刺激する必要がないのでペースメーカーは自らを抑制して人工的な電気刺激は出さないように設定されている，という意味です．だから基本的に，心房に電線が入っていて，心房から情報を得て，心房を刺激しているということになりますね．

Point

- 設定の３文字は，１：刺激する部位，２：感知する部位，３：応答様式，を表す．

- 実際の心電図（**Fig 3**）をみて，AAIという設定モードの作動の様子を確認してみましょう．
- 1・2・4番目は小さなスパイクの後にP波を生成しています．小さなスパイクの後にP波があるということが重要です．これが，心房を人工的に刺激することで生成されたP波なのです．スパイク自身はペースメーカーから出された人工的な電気刺激そのものを表しています．**電気刺激（スパイク）をして心房興奮（P波）を生み出すという感覚を理解してください．**

Fig 3

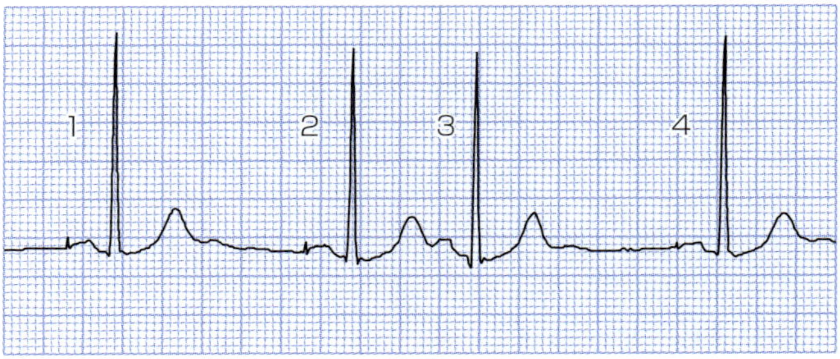

Point

- 心電図では小さなスパイクがペースメーカーの出す電気刺激．スパイクの後に心房や心室の興奮（P波やQRS波）が生じる．

- では，次に3番目のP波を見てみましょう．先行する小さなスパイクは見えないので，これはペースメーカーではなく自然に（体内から自分自身で）生成したP波だということがわかります．そしてこの辺りではペースメーカーは電気刺激を出さずにじっとしているのです．これはこの付近にまったくスパイクがないことからわかります．このようにこのAAIでは，自分自身がP波を生成するときには，人工的な刺激を出さずにじっとしている（抑制されている）ことがわかるでしょう．

Point

- 「抑制」という意味は必要のないときに電気刺激を出さず，じっとしていること．

◆「AAI」の感覚をつかめたでしょうか？　「AAIはわかった気がするけど，アルファベットの種類がもっと多くなると大変そう」なんて思っていませんか？　安心してください．用いるアルファベットの数はとても少ないのです．なぜなら，刺激できる部位と感知できる部位は，心臓の中に2つしかありません．心房（atrial：A）と心室（ventricular：V）です．したがって「VVI」というモードは，心室を感知しながら心室を刺激する［自らの興奮があるときには刺激しない応答様式：抑制的（I）］という作動様式です．AAIの心室版ですね．そのほかに，心房と心室の両方を刺激する，感知するという場合には，dual（D）という記号を用います．つまり，アルファベットの最初の2文字には，A，V，Dのいずれかしか用いられません．

Point

- 刺激と感知は，心房（A），心室（V）のいずれか，あるいは両者（D）．そこに電線が置かれていると考えよう！

AAT

◆応答様式には，抑制のほかに同期（triggered：T）があります．これは抑制（I）より，ちょっと難しいかもしれません．では，AATでその意味を考えてみましょう．

1番目の文字	2番目の文字	3番目の文字
A	A	T
刺激する部位	感知する部位	応答様式
atrial 心房	atrial 心房	triggered 同期

Fig 4

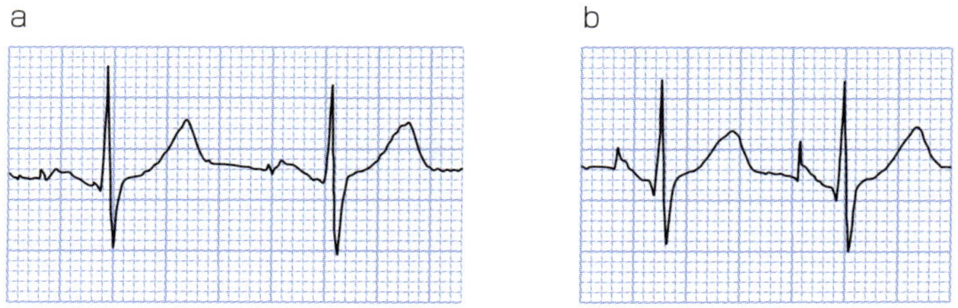

- 文字どおり考えてみると，心房に電線が入っていて，心房を感知しながら心房を刺激し，その応答様式は同期的に作動する，ということになりますが，意味がわかりませんね．実際の心電図で説明してみましょう．
- Fig 4-aとFig 4-bを見比べてみてください．
- Fig 4-aでは，小さなスパイクの後にP波が生成されています．これは電気刺激によって生み出された心房興奮だということはこれまでどおりです．Fig 4-bはこれと似ているようで違います．スパイクの後にP波があるのではなく，ちょうどP波の上に乗っかるようにスパイクが見えます．これは，スパイクによってP波が生じたのではなく，自己のP波が出現して，それを感知した後に心房に電気刺激（スパイク）を出しているのです．言い換えると，自分自身のP波に同期して心房電気刺激（スパイク）を出していることになります．「抑制」とは自分自身がP波を生成したときは，人工的な刺激を出さないことでしたが，「同期」とは，自分自身がP波を生成したときに，人工的な刺激もそれに合わせて同時に出すことを意味します．心臓の自らの興奮がないときには刺激を出しながら，自らの興奮があるときにはその興奮に歩調を合わせていく（同期）という感覚で捉えておきましょう．現在ではあまり使われない応答様式なので，なんとなく感覚的にわかったというレベルで大丈夫です．

Point

- 応答様式は，まず「I」（抑制），そして余裕があるなら「T」（同期）も覚えておこう！

MEMO

【ペースメーカーモード「AOO」の“O”とは？】

- **“O”は，None（該当せずという意味）**

AOOは，心房を刺激するという機能しかもたず，自己のP波が出ても出なくても，設定レートで心房を刺激し続ける．手術後などに体外式ペースメーカーで一時的に使われるが，植込み型ペースメーカーの設定ではまずみられないモードである．

ペースメーカーモード4文字目の意味は？

- ペースメーカーモードは3文字で表されるといいましたが，4文字のことがあります．もう覚え切れませんか？　これは付加的な機能を表す文字なので，重要度はこれまでより低くなります．安心してください．
- 4文字目は「プログラム機能，レート調整」を表すとされていますが，「レート調整：R」だけを覚えておけばよいでしょう．たとえば，AAIにRがついたAAIRとはどういう意味なのかを示してみます．

1番目の文字	2番目の文字	3番目の文字	4番目の文字
A	A	I	R
刺激する部位	感知する部位	応答様式	レート調整
atrial 心房	atrial 心房	inhibited 抑制	rate modulation レート調整

- レート調整（R：心拍応答型）の意味は，体の動きに合わせて，ペースメーカーが必要なペーシング頻度（結果的には心拍数）を変えていくという意味です．たとえば，健常人の安静時の心拍数は50～100 bpm（beat per minute：1分あたりの心拍数）といわれていますが，歩いたり走ったりすると，交感神経が活発になり徐々に心拍数は高くなります．逆に休むと徐々に低くなるわけです．このような生理的な心拍数の変化をペースメーカー自身によって再現しようとしているのが，レート調整という機能です．
- 実際の心電図を見て確認してみましょう（**Fig 5**）．
- **Fig 5-a**は安静時，ペーシングレートは75 ppm（pulse per minute：1分あたりの刺激頻度）で電気刺激しています．**Fig 5-b**は家の中で軽労作時，

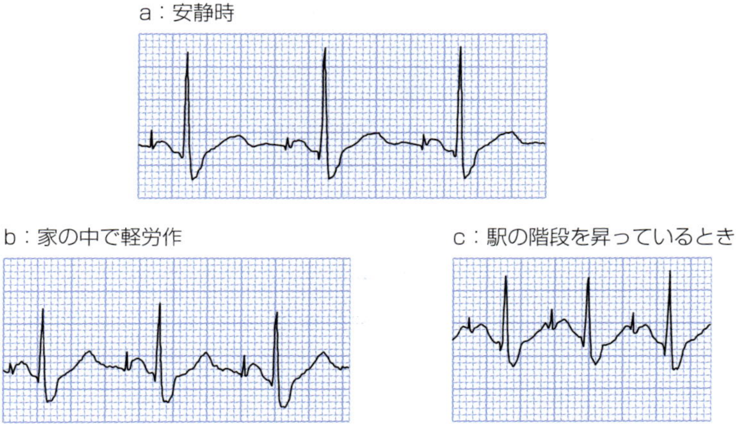

Fig 5

ページングレートは90ppm，**Fig 5-c**は駅の階段を昇っているときで，125ppmと通常よりもずっと高い頻度で刺激しています．ペースメーカー本体に内蔵されているセンサーにより，体の動きに反応して生理的に適切なページング頻度に変えているのです．このような機能をもったペースメーカーは，4文字目にRというアルファベットがついているのです．

MEMO

【レート調整のためのセンサー】

　センサーにはいろいろなタイプがあるが，「体動に伴う加速度センサー」と「分時換気量センサー」を併用する機種がほとんどである．

①体動に伴う加速度センサー
②分時換気量センサー
③血液温度センサー
④QT時間モニター

Point

- ペースメーカーモードの4文字目のR（レート調整）は，体の動きに合わせてページング頻度を自動で調整する機能のこと．

D 知っておきたいペースメーカーの種類

- これまで設定モードの意味について理解しました．そこで，より臨床現場に近い視点から知っておきたいペースメーカーの種類（設定モード）として，ぜひ3種類の設定モードを覚えてください．これからこの3種類，「AAI」，「VVI」，「DDD（VDD）」のペースメーカーについてみていきましょう．ここで，「おやっ」と思うかもしれません．DDDなんてこれまでに出てきていませんね．これはのちのち出てきますが，ここでは気にしないで進みましょう．ペースメーカーが必要な患者さんの不整脈について考えながら，理解していくほうがよいと思います．
- 参考までにペースメーカー植込み適応のガイドラインをTable 1，Table 2に示しておきます．

Table 1

【洞機能不全症候群におけるペースメーカー植込み適応のガイドライン】

クラスⅠ	1．失神，痙攣，眼前暗黒感，めまい，息切れ，易疲労感等の症状あるいは心不全があり，それが洞結節機能低下に基づく徐脈，洞房ブロック，洞停止あるいは運動時の心拍応答不全によることが確認された場合．それが長期間の必要不可欠な薬剤投与による場合を含む
クラスⅡa	1．上記の症状があり，徐脈や心室停止を認めるが，両者の関連が明確でない場合 2．徐脈頻脈症候群で，頻脈に対して必要不可欠な薬剤により徐脈を来たす場合
クラスⅡb	1．症状のない洞房ブロックや洞停止

［循環器病の診断と治療に関するガイドライン（2010年合同研究班報告）．不整脈の非薬物治療ガイドライン（2011年改訂版）．日本循環器学会ホームページ公開（http://www.j-circ.or.jp/guideline/index.htm）］

Table 2

【房室ブロックにおけるペースメーカー植込み適応のガイドライン】

クラスI	1. 徐脈による明らかな臨床症状を有する第2度，高度または第3度房室ブロック 2. 高度または第3度房室ブロックで以下のいずれかを伴う場合 (1) 投与不可欠な薬剤によるもの (2) 改善の予測が不可能な術後房室ブロック (3) 房室接合部のカテーテルアブレーション後 (4) 進行性の神経筋疾患に伴う房室ブロック (5) 覚醒時に著明な徐脈や長時間の心室停止を示すもの
クラスIIa	1. 症状のない持続性の第3度房室ブロック 2. 症状のない第2度または高度房室ブロックで，以下のいずれかを伴う場合 (1) ブロック部位がHis束内またはHis束下のもの (2) 徐脈による進行性の心拡大を伴うもの (3) 運動または硫酸アトロピン負荷で伝導が不変もしくは悪化するもの 3. 徐脈によると思われる症状があり，他に原因のない第1度房室ブロックで，ブロック部位がHis束内またはHis束下のもの
クラスIIb	1. 至適房室間隔設定により血行動態の改善が期待できる心不全を伴う第1度房室ブロック

［循環器病の診断と治療に関するガイドライン（2010年合同研究班報告）．不整脈の非薬物治療ガイドライン（2011年改訂版）．日本循環器学会ホームページ公開（http://www.j-circ.or.jp/guideline/index.htm）］

Point

- 臨床現場で用いられる主な設定モードは3種類！「AAI」，「VVI」，「DDD」！

AAI

1番目の文字	2番目の文字	3番目の文字
A	A	I
刺激する部位	感知する部位	応答様式
atrial 心房	atrial 心房	inhibited 抑制

- まずAAIのペースメーカーモードの意味を再確認しておきましょう．
- 心房に刺激伝導系からの指令がないとき（心房が興奮しないとき）に，心房を人工的に電気刺激するペースメーカーです．この設定モードは，どんなときに必要となるのでしょうか？
- 健康な人では，心房への電気刺激の送り手は，天然のペースメーカーと呼ばれる洞結節です．これは上大静脈と右房の境界辺りに存在し，状況に応じて適切な電気信号を心房に送っている組織です．この指令の総本山ともいえる洞結節が心房に電気信号を送れなくなると，そもそも心臓は収縮することを始められません．このような疾患，つまり洞結節機能が不十分な状態を「洞機能不全症候群」と呼んでいますが，臨床的には主として次の2つの病態をとります．
  ①洞停止（sinus arrest）：P波が突然出現しなくなる（通常3秒以上P波の出現が見られない場合）
  ②徐脈頻脈症候群（bradycardia-tachycardia syndrome）：頻脈発作が停止する際に，洞停止となる（頻脈が停止した後，3秒以上P波の出現が見られない）
- これらの不整脈では，洞結節からの信号がこないために心房が興奮できなくなります．心房が興奮できない状態が長く続くとその間心停止となりますので，めまいや失神が生じてしまいます．このような場合に，このAAIというペースメーカーが活躍します．病気となった洞結節の肩代わりをして，ペースメーカーが心房を電気刺激するのですね．
- 臨床的には，これらの徐脈性不整脈があり，かつ徐脈による「めまい」や「失神」などの自覚症状がある場合にこのペースメーカーモードが適応と考えられています．

Point

- AAIは「洞機能不全症候群」に適した設定モード

❖ 実例を見てみましょう．

症例 1

【57歳男性：洞機能不全症候群でAAIペースメーカーを植込む】

- 生来健康で，フルマラソンやトライアスロンをしていた．メディカルチェックでホルター心電図検査を施行した際に，洞停止（最高4.8秒）が認められた．電気生理検査を行い，洞機能不全症候群と診断されたが，本人の症状がないため経過観察されていた．約半年後，めまいや息切れが出現．房室伝導（心房から心室への伝導）に異常はなく，洞機能不全症候群と診断し，AAIのペースメーカーを植込んだ．
- **Fig 6-a**はペースメーカーを植込む前の心電図．洞停止が頻繁に見られ，最高で約5.3秒の洞停止が覚醒時に見られる．AAIを植込むと，このような洞停止時にペースメーカーが作動するため徐脈は消失する（**Fig 6-b**）．AAIペースメーカーの適応と作動状況を理解できる症例である．

Fig 6

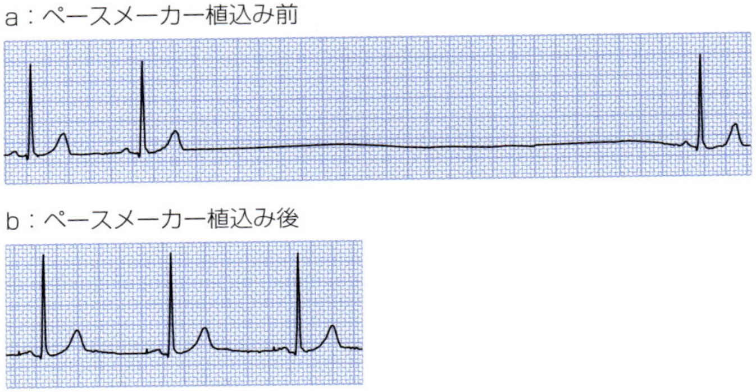

VVI

- VVIのペースメーカーモードの意味を再確認しておきましょう．

1番目の文字	2番目の文字	3番目の文字
V	V	I
刺激する部位	感知する部位	応答様式
ventricle 心室	ventricle 心室	inhibited 抑制

- 正常では，洞結節から心房，そして刺激伝導系を通って心室に電気信号が送られるはずなのですが，心房から心室への伝導が滞って心室まで電気信号が届かない場合に，人工的に心室に電気刺激を与え，心室を収縮させるペースメーカーです．このペースメーカーモードは，どんな場合に用いられるのでしょうか？

  ①心房細動（Af），心房粗動（AF）で徐脈

  ②植込み型除細動器（ICD：Ⅵ章参照）を植込んでいる場合，心室細動が停止した後の心停止を防ぐためのバックアップペーシングとしてVVIが設定されている場合

MEMO

【心房細動，心房粗動】

いずれも心房が高頻度（細動350/分以上，粗動250～350/分）に興奮する上室性の頻脈．心房が絶えず興奮しているため，心電図の基線が直線にならないのが特徴．心室の興奮頻度は房室伝導（心房から心室へ電気信号を伝導する能力）に依存する．房室伝導の悪い場合には徐脈となる．

Point

- VVIは「徐脈性心房細動」，「徐脈性心房粗動」に適したモード

症例 2

【60歳男性：心房細動・徐脈でVVIペースメーカーを植込む】

- 僧帽弁狭窄症で経皮的僧帽弁交連切開術施行．心房細動・徐脈で軽いめまい時に4.2秒のR-R延長を認め，VVIペースメーカーを植込む．
- **Fig 7-a**はペースメーカーを植込む前の心電図．**Fig 7-b**は植込み後の心電図．心室は心室に対する電気刺激で興奮している（スパイクとそれに続くQRS波）．この症例の場合，AAIを植込んだだけでは心室は電気興奮できないので無意味である．

Fig 7

a：ペースメーカー植込み前

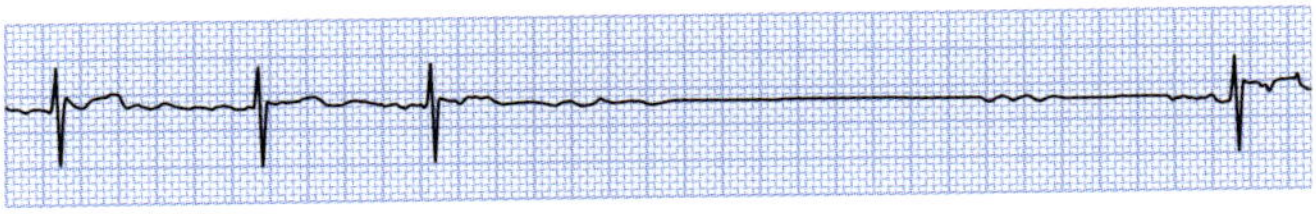

b：ペースメーカー植込み後

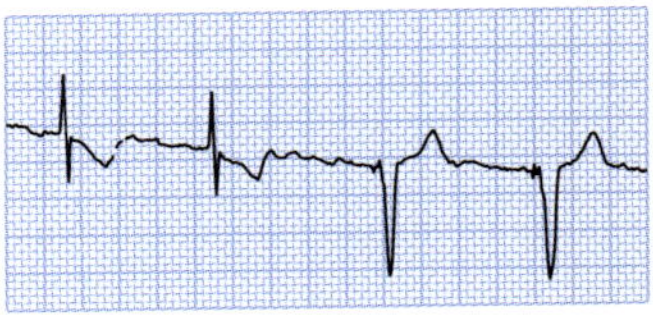

- ここで，VVIは，心房から心室への電気経路に異常のある房室ブロック（心房から心室への興奮伝導が途絶した状態）に対しては用いられないのだろうかと不思議に思われるかもしれません．かつてはよく用いられていたのですが，現在房室ブロックに対しては，次に述べるDDDペースメーカーが用いられるようになっています．
- 心臓は，心房，心室という順序で興奮することでポンプ機能を最大限に発揮します．しかし，VVIでは電線が心室にしか入れられていないので，いつ心房が興奮したかをペースメーカー本体が認識できません．その結果として，房室ブロックでVVIを植込むと，心房興奮とは無関係に心室が電気刺激され，心房と心室がばらばらに収縮してしまうことになります．それならばということで，心房と心室の両者に電線を挿入し，両者を感知，刺激するモードのペースメーカー（DDD）がつくられたわけです．

DDD（VDD）

1番目の文字	2番目の文字	3番目の文字
D	D	D
刺激する部位	感知する部位	応答様式
dual 心房・心室	dual 心房・心室	dual 抑制・同期

1番目の文字	2番目の文字	3番目の文字
V	D	D
刺激する部位	感知する部位	応答様式
ventricle 心室	dual 心房・心室	dual 抑制・同期

- DDD（VDD）のペースメーカーモードの意味をまず確認しておきましょう．
- DDDのペースメーカーは，心房と心室の両者を感知し，電気刺激するので，心房・心室の両方に電線が植込まれることになります．したがって，AAIとVVI両方の機能をもち合わせたペースメーカーと考えることができます．心房が興奮しない場合には心房に人工的な電気刺激を与え，心室が興奮しない場合には心室に人工的な電気刺激を与えます．これは抑制の機能ですが，それに加えて同期という機能もついています．
- 同期とは，これまで，自分自身のP波あるいはQRS波を生成したときに，それに合わせて人工的な電気刺激も同時に出すことを意味するものでした．しかし，心房と心室の両者に電線が入っているDDDの場合には，少し異なる意味の「同期」になります．心房から出る興奮（自分自身のP波，またはペースメーカーにより生成されたP波）が出現した場合に，それに合わせて（同期して）一定時間の間隔の後（PQ時間に相当する），心室を電気興奮させることを同期といいます．

Point

- DDDにおける応答様式：同期とは，心房からの興奮の後，一定時間の間隔で心室を電気興奮させることを指す！

- DDDペースメーカーは，基本的には房室伝導に異常のある場合，それを補うために，心房の興奮と心室の興奮が順序立てて行われるよう，心室に電気刺激を与えるペースメーカーといえます．VDDペースメーカーも同様のペースメーカーと考えることができるので（VDDでは刺激する部位が心室のみ），いずれも同様に考えてかまいません．
- では，DDD（VDD）ペースメーカーが必要な房室伝導に異常のある不整脈とは何でしょう？

  ①第Ⅱ度房室ブロック（Mobitz Ⅱ型Ⅱ度A-V block）
  ②高度房室ブロック（advanced A-V block）
  ③第Ⅲ度房室ブロック（完全房室ブロック，complete A-V block）

MEMO

【房室ブロックとは】

心房から心室への興奮伝導が障害されているものを房室ブロックと総称する．

- **第Ⅱ度房室ブロック**

  数拍に1拍伝導ブロックが生じるものを第Ⅱ度房室ブロックという．Wenckebach型とMobitz Ⅱ型の2種類がある．Mobitz Ⅱ型はPQ間隔が延長することなく突然P波とQRS波がつながらなくなるタイプ．覚醒時に出現することが多い．房室伝導内のブロックを起こしている場所がWenckebach型より下位（心室側に近い）であり重症度が高い．

- **高度房室ブロック**

  ほとんどのP波がつながらないもの．めまいや失神発作を起こす危険性が高い．

- **第Ⅲ度房室ブロック**

  P波とQRS波がまったくつながらない．補充収縮が刺激伝導系のどこから（ヒス束，右脚，左脚）出ているかで徐脈の程度が違う．

いずれにせよ，Wenckebach型以外の房室ブロックは生命の危険性が高いと考えて間違いない．

症例 3

【79歳男性：第Ⅲ度房室ブロックでDDDペースメーカーを植込む】

- 大動脈弁狭窄・狭心症で大動脈弁置換・冠動脈バイパス術を施行．約1年半後より全身脱力感が出現し，心電図は完全房室ブロックを呈し，DDDペースメーカーを植込む．
- **Fig 8**は，その1ヵ月ほど前にとった心電図．P波とQRS波はともに60bpmで心房から心室に興奮伝導がなされている．
- **Fig 9**は脱力感出現時の心電図．P波の心拍数は70bpm，QRS波は36bpmであり，P波はQRS波に伝導していない（完全房室ブロック）．
- **Fig 10**はDDDペースメーカー植込み後の心電図．自分自身のP波に同期して心室刺激を行っている（スパイクに続くQRS波）．DDDペースメーカーは患者自身のP波のリズムを感知しながら，それに合わせて一定時間（PQ時間）の後，心室を電気刺激している．ペースメーカー植込み後，症状は消失した．

Fig 8

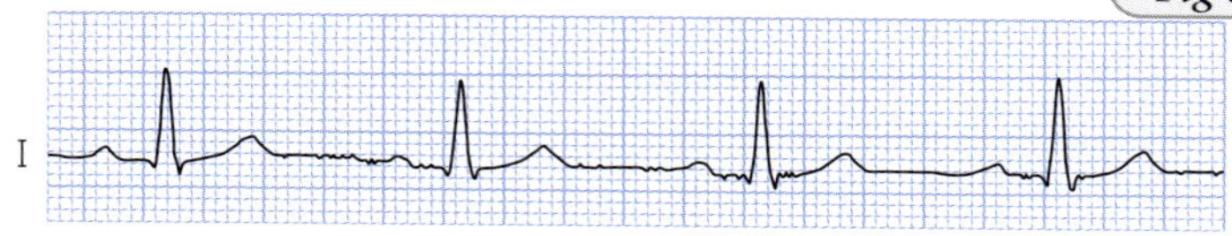

Fig 9

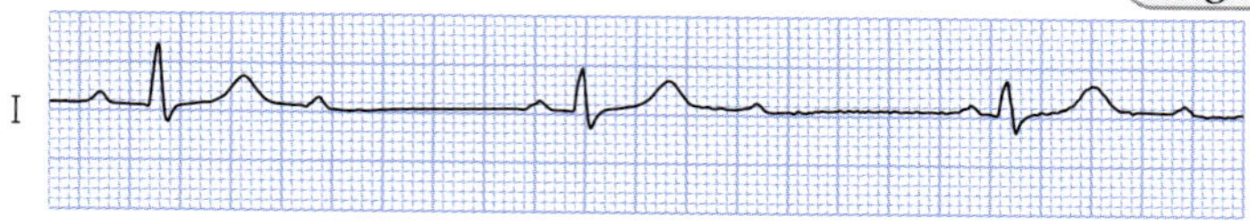

Fig 10

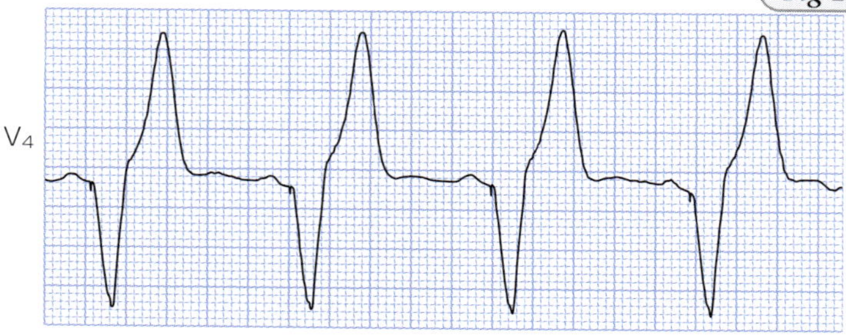

E 正しいペースメーカー心電図の法則(設定条件)を覚えておこう!

- ペースメーカーモードを克服できましたか? ペースメーカーモードの次のステップは，ペースメーカーに与えられた細かな指示(設定条件)です．では，このような指示＝ペースメーカーの設定として何を確認しておけばよいのでしょうか?
- ペースメーカーは基本的に心臓の収縮が止まってしまうことがないように，最低限の心拍数を確保することを目的としています．AAIやVVIのように，心房や心室の収縮が一時的に出なかったときに収縮を補充するタイプのペースメーカーの場合，チェックしておかなければいけない設定は，「設定レート(心拍数，どのくらいの頻度で刺激をするのか)」と「不応期」という2つの指標です．

Point

- ペースメーカーモードの次に，設定条件として「設定レート(心拍数)」と「不応期」を押さえよう! 特に「設定レート」はとても重要!

MEMO

【不応期とは?】

洞結節からの指令が刺激伝導系を通り，心臓が収縮することで血液は体全体に送り出される．

その通り道である刺激伝導系(ヒス束-右脚・左脚)は，それぞれ不要な指令を受けないように，一度興奮するとある一定期間はどんな指令がきても反応しないようになっている(変な指令まで受けつけてしまわないように本当にうまくできているものだと感心する．一度指令を受けたら，心臓がきちんと収縮する時間を確保して，その間は何も受けつけないようにしている)．その一度興奮した後に反応しない一定時間を「不応期(応じない時期)」と呼ぶ．これと同じように，ペースメーカーにも感知(反応)できない時間が設けられている．刺激伝導系をまねようとして作製されたペースメーカーなので，刺激伝導系と同じような機能が設定されているのである．

それでは，それぞれのペースメーカーモードで設定条件の意味を理解してみましょう．

AAI

- ペーシングレート（設定レート：心房を刺激する頻度）
  例：50 ppm（pulse per minute）
- refractory period（不応期）
  例：400 ms

実際の心電図でこれらの設定条件の意味を確認してみましょう（**Fig 11**）．

設定レート70 ppm，不応期350 msに設定されています．

Fig 11

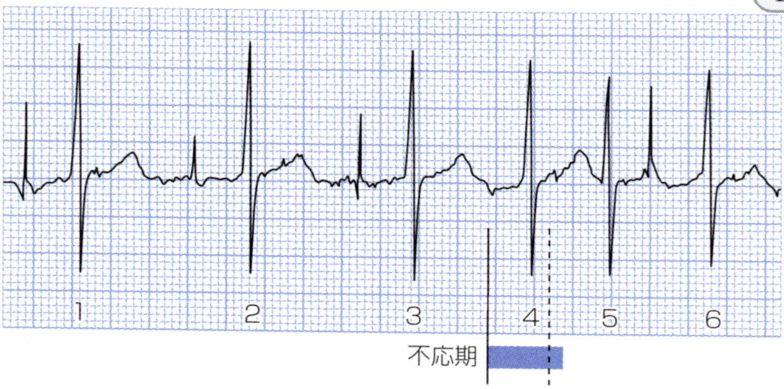

第1〜3拍は心房刺激（スパイク）によりP波が生成されています．この頻度は設定レートである70 ppmに一致しています．4拍目は自己のP波で，それを感知して電気刺激が抑制されています（この辺りにスパイクがありません）．

ここで5拍目，6拍目のP波に注目しましょう．5拍目にはスパイクがないので，自己のP波です．6拍目はスパイクがあるので心房刺激によるP波ですが，**5拍目と6拍目の間隔が短すぎます．設定レートよりずいぶんと短い刺激頻度になっています．**そこでよく見てみると，4拍目のP波からちょうど70 ppmの間隔で6拍目が心房刺激されています．ということは，

5拍目の自己のP波はまったく無視されている，つまり感知されていないということになりますね．

- ではなぜ，5拍目は感知しなかったのでしょうか？　4拍目と5拍目の間隔を計測してみると，約320 msです．この間隔は不応期350 msよりも短いですね．一度P波が出現したら，その後350 msは何も感知しないという設定条件がこの不応期という設定です．つまり，ペースメーカーはこの設定条件を守って，4拍目の後350 msは不応期として何も感知しないようにしているのです．ちょうど5拍目はこの感知（反応）できない時間の範囲内にあったので，無視したような結果になってしまったのです．この場合，不応期をより短く設定することで感知させることもできます（この例では320 ms未満の設定にすれば5拍目のP波は感知されるようになります）．このような設定条件は患者さんの全体像を見て決定されます．

VVI

- ペーシングレート（設定レート：心室を刺激する頻度）
  例：60 ppm（pulse per minute）
- refractory period（不応期）
  例：350 ms

- AAIとまったく同じ意味です．再確認する意味で実際の心電図を見てみましょう（**Fig 12**）．
- **Fig 12-a**を見てください．設定は設定レート60 ppm，不応期350 msです．基本調律は心房細動．第3拍目のQRS波の後，60 ppmの頻度で心室刺激が行われています．
- 次に**Fig 12-b**を見てください．設定は設定レート70 ppm，不応期320 msです．基本調律は心房細動．第4拍目に心室期外収縮（premature ventricular contraction：PVC）が出ていますが，**このPVCと次の第5拍目のQRS波の間隔が短すぎます．設定レートである70 ppmと異なる間隔になっています．**そこでよく見てみると，第3拍目から70 ppmの周期で心室刺激された心拍が5拍目にあたっています．つまり，4拍目は無視されてしまったわけです．
- ではなぜ，4拍目のPVCは感知しなかったのでしょうか？　3拍目と4拍目の間隔を計測してみると約300 msです．不応期320 msよりもわずかに

Fig 12

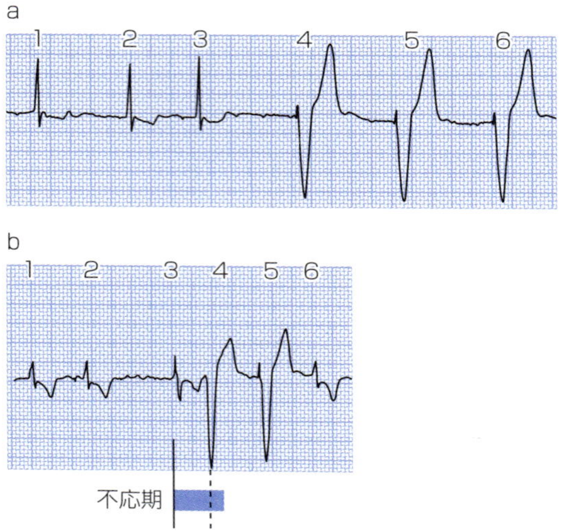

短い間隔であり，4拍目は感知（反応）できない時間（不応期）の範囲内にあることがわかります．このような現象も不応期の設定によるものです．

Point

- どのようなタイミングで電気刺激を行うか？　このタイミングは設定条件の「設定レート」と「不応期」で決まる！

DDD（VDD）

- DDD（VDD）モードでは心房と心室に2本の電線が植込まれているので，設定する指標も多くなります．たくさんの設定条件が同時に指標として登場するので，理解できないと放り出したくなります．このDDDの設定条件で落ちこぼれてしまう人も多いのが実情です．頑張りましょう．しかし，ここでも「設定レート」と「不応期」を設定する，という基本は変わらないのです．

Point

- DDDの設定項目は多いが，基本は同じ！「設定レート」と「不応期」をどのように設定するかが重要！

AAI，VVIでは設定レート，不応期ともにそれぞれ1つの単純な指標，数字で表せました．DDDでは，複数の電線があるので，それぞれを複数の指標で表すことになります．まず，心拍数に関する設定指標は次の3つになります．

- lower rate（心房を刺激する最低限の刺激頻度）
  例：60ppm（pulse per minute）
- upper rate（心室が同期できる最大の頻度）
  例：120ppm（pulse per minute）
- A-V delay（PQ間隔と考えましょう）
  例：200ms

「設定レート」とは心拍数を決めるという設定指標のことでした．ここでは，いったん立ち戻って，まず健常人の心電図で心臓の収縮を想像してみることにしましょう．健常人での心臓の収縮の様子，そしてその結果となる心拍数をひとつひとつ分解してみると，

①P波の出現頻度

②P波とQRS波が1：1か？

③PQ時間

の3つで決まります．逆にいえば，これらを決めてしまえば心臓の収縮の様子は自ずから決まることになります．そして，DDDにおける設定レートはこの3つの指標を規定することなのです．ひとつひとつをみていきます．

lower rate

lower rateは，最低心拍数をこれ以下にしないように心房を刺激する頻度です．いわば，最低限のP波の出現頻度です．これで①のP波の出現頻度が決まりました．

upper rate

upper rateは自己のP波に心室の刺激がどれだけ追従（同期）できるかを表す最高心拍数です．この心拍数まではペースメーカーは，P波とQRS波が1：1になるように電気刺激をします，という設定です．これで②のP波とQRS波がどの心拍数まで1：1か？を決定しました．結果的に心室の

刺激頻度はこのupper rateを上回ることはないことになります．

A-V delay

- 最後に③のPQ時間を決定しておきます．DDDではP波が出現した後，ある一定期間（A-V delay）を経てQRS波が出現するように応答します．健常人に存在するPQ時間を大事にしているのです．このA-V delayの間に自己のQRS波が出現すれば何もしませんし，出現しなければそのときに電気刺激をしてQRS波をつくります．結果として心室を刺激するときのタイミングは，P波の後A-V delayの時間を経たタイミングになります．
- これら3つの指標を図にして表してみました（**Fig 13**）．3つの指標を決めれば，心拍の様子が決まってしまうことがわかります．

Fig 13

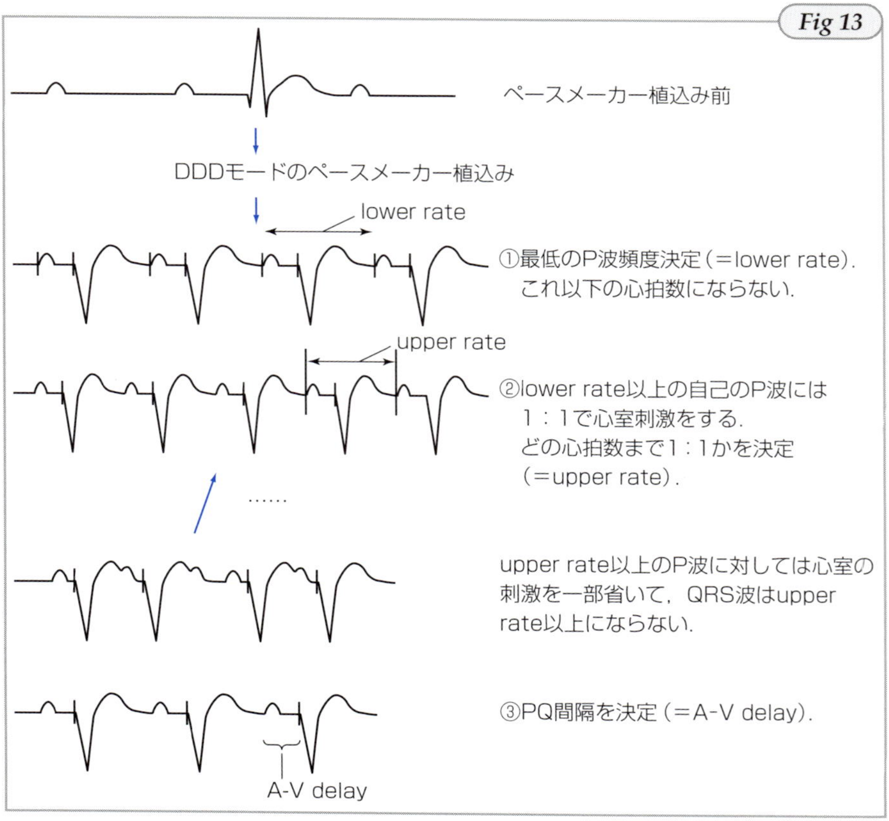

Point

- DDDの設定レートは，
  ①P波の最低出現頻度（lower rate）
  ②P波とQRS波が1：1となる最大頻度（upper rate）
  ③PQ時間（A-V delay）
  の3つの指標によって規定する．

- では，次に不応期に関する設定に移りましょう．
- 2本の電線がありますから，不応期もそれぞれの電線に対して規定します．つまり，心房の不応期，心室の不応期で，次の2つの指標がそれぞれに対応します．

> - PVARP（post ventricular atrial refractory period，心室興奮出現後の心房不応期）
>   例：280 ms
> - ventricular refractory（心室不応期）
>   例：350 ms

- PVARPは心室興奮出現後の心房不応期を指します．AAIでは心房の不応期は，心房興奮後として規定されていましたが，DDDでは心室興奮後に変わっています．これはなぜなのでしょうか？　いくつかの理由がありますが，主に以下のことが考えられます．
  ①心室の電気興奮が心房よりずっと大きいため，心房の電線が心室の興奮を同時に心房の興奮として間違って感知してしまう可能性があります．だから，心室の興奮が生じたときには，心房を不応期にして心房の電線が間違った感知を行わないようにするため
  ②一部の患者さんでは心室を電気刺激すると，その興奮が心房まで伝導してしまいます（逆伝導と呼びます）．この場合，心室から伝導してきた異常なP波を正常P波として感知してしまうことになりますので，これを防ぐため
- 簡単にいえば，心室を電気刺激すること自体が心房の電線に間違った指令を届けてしまう可能性が高いので，心房の不応期を心室興奮後として規定しているのです．心室興奮が生じた後，一定期間（この時間に心臓が収縮すると同時に心房に余計な信号が入りやすい）は心房を感知しないように，

心房に不応期を設定しているのです．

- 一方，心室不応期の設定は，VVIのときと同様です．
- PVARPとventricular refractoryを図に示しましたのでイメージしてください（**Fig 14**）．

Fig 14

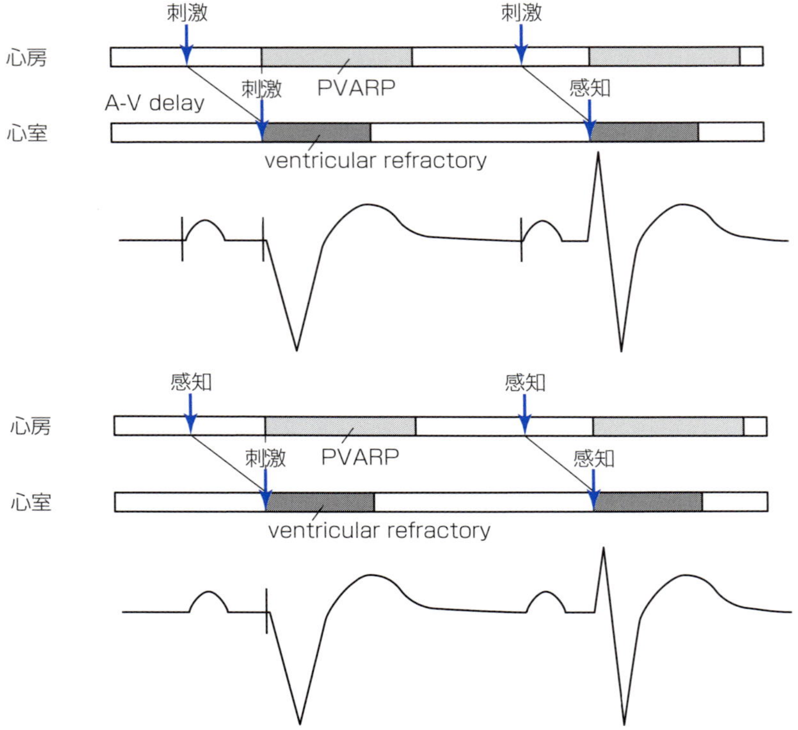

Point

- DDDの不応期設定は，PVARPと心室不応期．PVARPは心室興奮後の心房不応期であることに注意！

- DDDは，AAIやVVIが組み合わさったタイプのペースメーカーですが，AAIやVVIとは違い，徐脈を補う機能のほかに同期という機能も加わり，より生理的な機能を備えたペースメーカーといえます．心臓にとってよりよい状態の収縮をさせるように設定しているので，設定項目はAAIやVVIに比べて複雑にならざるをえないのですが，基本は設定レートと不応期なのです．
- VDDは，刺激する部位が心室のみなので，最低心拍数の刺激を行うときのペーシングパターンが常にVVIペーシングになること以外はDDDと同様です．lower rateが最低心拍数をこれ以下にしないように心室を刺激する頻度となる以外はまったく同様と考えてください．

Point

- VDDは最低心拍数の刺激を行うときのパターンがVVIペーシングになる！　そのほかはDDDと同じ！

- では，実際の心電図でこれらの設定がどのように活かされているのかを見てみましょう（**Fig 15**）．
- VDDペースメーカーで設定はlower rate 40ppm，upper rate 120ppm，

Fig 15

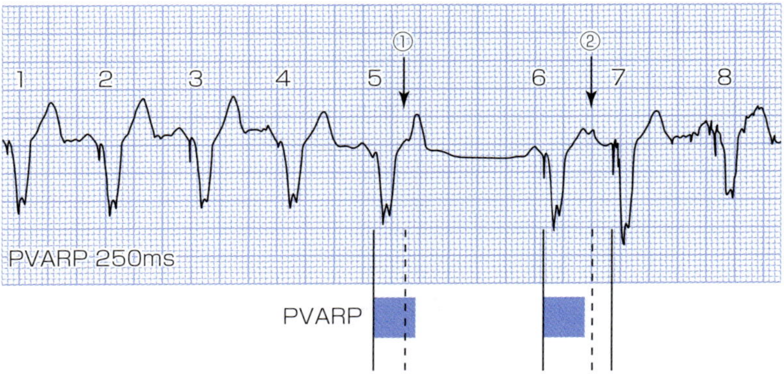

①②とも心房期外収縮が出現している．①はPVARPの期間に出現したため感知されていない．②はPVARP後に出現したため感知され，A-V delay後心室ペーシングされている．

A-V delay 150 ms，PVARP 250 ms，心室不応期230 ms です．

- 第1拍目から5拍目は自己のP波が出現し，A-V delay の設定である150 msという時間をおいて心室刺激をしています．この心拍数は最低限の心拍数，lower rate 40 ppmより大きいことを意識しておきましょう．そしてまた，この心拍数は最大限P波とQRS波を1：1伝導とするupper rate 120 ppmより小さいため，P波とQRS波を1：1とするように心室刺激が行われています．そして，第5拍目と6拍目の後に心房期外収縮（premature atrial contraction；PAC）が出現．①のP波は心室興奮の後に規定された心房不応期PVARP 250 msの期間に出現しているため感知されません．②のP波はPVARPが終了した後に出現しているため感知されて，このP波の150 ms後，つまりA-V delay後に心室刺激が行われQRS波が形成されています．さまざまな指標が出て混乱するかもしれませんが，このように細かく規定しておかないとDDDの作動状況は不安定になってしまうのです．

MEMO

【PVARPと最大心拍数の関係】

たとえば，A-V delay 150 ms，PVARP 375 msの例では，自己のP波を同期できる最大心拍数はどれくらいかを考えてみる．A-V delayは心房興奮から心室興奮までの時間，PVARPは心室興奮が生じてその後最短で心房を感知できるようになるまでの時間なので，いったん心房興奮が生じると，A-V delayそしてPVARPの時間が過ぎるまでは，二度と心房を感知することができなくなる．これは，A-V delayとPVARPによって，P波を最高どの心拍数まで感知できるか，つまり最大心拍数が規定されてしまうということを意味している．

ではまず，この例でA-V delayとPVARPを足してみよう！

- A-V delay 150 ms＋PVARP 375 ms＝525 ms
- 525 msを心拍数に換算すると…115 bpm

つまり，115 bpm以上になってしまうと，PVARP内にP波が出現してしまうことになり，これを感知することができなくなる（p67 Fig 15参照）．したがってこの場合，最高心拍数（upper rate）の設定は115 bpm以下にしなければならない（これより高い数字に設定しても無意味．P波とQRS波を1：1にする最大心拍数を決めてみても，この出現頻度のP波自身が感知できないため）．DDDやVDDの設定項目は，このように互いに関係をもっている．

MEMO

【PVARPの設定「Auto：自動」】

最近は，PVARPの設定が Auto＝自動と記載されていることが多い．これは，患者さんの活動度に合わせてPVARPを変動させ，より本物の心臓の不応期を再現しようとする試みである．しかし，A-V delay＋PVARP が P波を同期できる最大心拍数がどれくらいかを決定することに変わりはなく，患者さんに運動時の息切れなどの症状がある場合は，PVARPが自動であることが原因でP波が同期できずに必要な心拍数を得られないことがある．

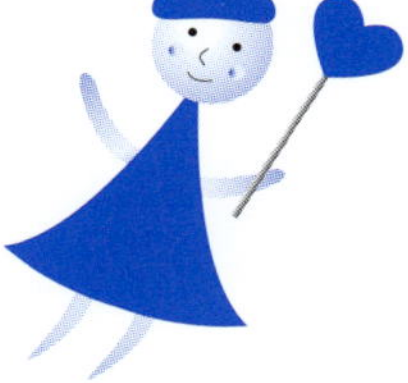

Ⅱ

ペースメーカー心電図の
12誘導心電図で
気をつけることは？

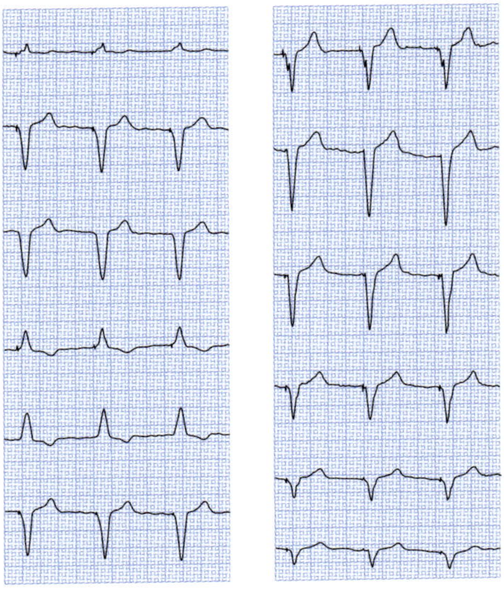

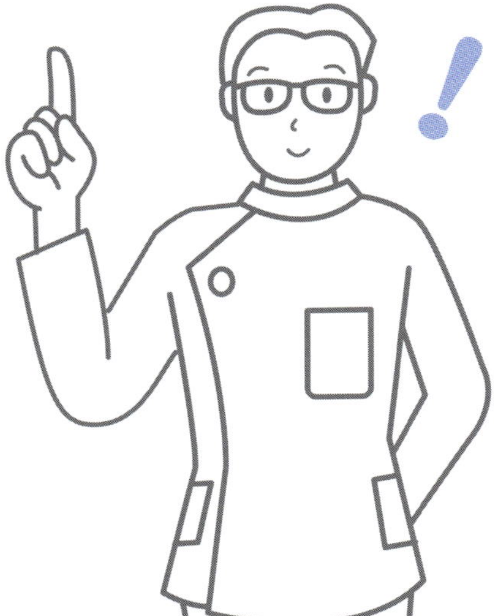

A ペースメーカー心電図は12誘導心電図ではどんな波形になる？

- ペースメーカーを装着した患者さんでは，植込み直後から12誘導心電図を記録する機会が増加します．記録する時期や状況によってその目的がさまざまなので，何に注意して見ればよいのか，どんなときに主治医に連絡したらよいのか，困ってしまいますね．これもペースメーカー心電図が苦手になる一因です．ここではまずペースメーカー植込み患者さんの12誘導心電図を前に，何を知っておけばよいのかを押さえておきましょう．
- そもそもペースメーカーが入っている12誘導心電図がどのような波形の心電図になるのかを知っておきましょう．モニター心電図やホルター心電図とは違い，12誘導心電図には多くの情報が含まれているのです．

ペースメーカーモードとその心電図波形の特徴

- **Fig 1**はVVI，**Fig 2**はDDDを植込まれた患者さんの12誘導心電図です．
- **Fig 1**では心室の刺激（ペーシングスパイク：スパイク状に見える小さな線のような波）とそれに続くQRS波だけが認められます．ペーシングスパイクだけでは心房，心室のどちらを刺激しているのかはわかりませんが，スパイクに続いてQRS波が出現していることに注意してください．Ⅰ章で述べたように，スパイクに続く波形がP波なのか，QRS波なのかを知ることはとても重要です．電気刺激によってQRS波が出現しているので，これは心室を刺激したスパイクなんだと理解しましょう．したがってこの患者さんでは，心室に電線が入っていて心室のみを刺激しているVVIモードであるということがわかります．
- 対照的に，**Fig 2**ではペーシングスパイクに続くP波，それに遅れて，これもまたペーシングスパイクに続くQRS波が認められるので，心房，心室の両者に電線が挿入されていて，両者をともに刺激する設定モード，つまりDDDモードであることがわかります．

Fig 1

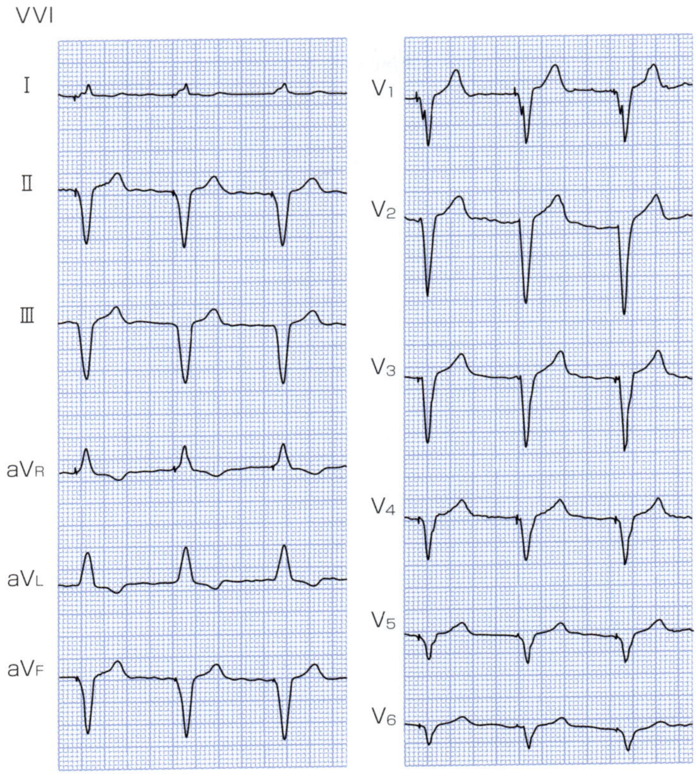

Point

- 電気刺激によるペーシングスパイクによってもたらされる興奮（ペーシングスパイクの後に続く波）がP波か，QRS波かを確認すること！これによってペースメーカーの設定モードが判定できる.

ペーシングスパイクの見つけ方

次に，幅の狭いペーシングスパイクに注目しましょう．これはペースメーカーが発生する電気刺激を体表面から記録したものに相当します．心電図

Fig 2

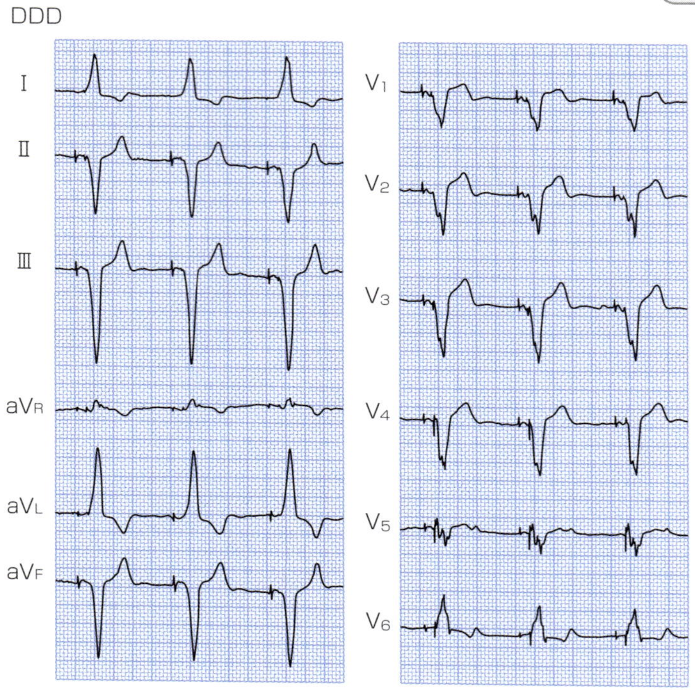

の誘導によって，このペーシングスパイクが見やすい誘導と見にくい誘導があることがわかるでしょう．モニターやホルター心電図を装着する際には，12誘導心電図でペーシングスパイクのわかりやすい誘導を選んで，この誘導に相当するような部位に電極を装着するほうが同じように見やすくなります．

- たとえば，**Fig 1**の例では，比較的ペーシングスパイクがはっきり見えるV_1とV_4辺りの位置に電極を装着するとよいでしょう．**Fig 2**の例では，V_4辺りで心房・心室のペーシングスパイクがともにわかりやすくなっています．この辺りに電極を装着すると，心房・心室のペーシングスパイクが両方よく見えるようになります．
- これらの例でもわかるように，最近のペースメーカーのペーシングスパイクは小さく，とても見えにくくなっています．ずっと古くは，電線が単極（電気刺激はプラス極とマイナス極の間で行うのですが，プラス極もしくはマイナス極のどちらか一方だけのことを単極といいます），すなわち胸壁に植込んだ本体をプラス極，心臓内に置かれた電線の電極がマイナス極でしたので，この長い距離の間で流れる電流量を体表面から記録することは簡単で，また，ほとんどの誘導でペーシングスパイクが大きく見やすかったのです．しかし最近は双極，すなわち電線の先端にプラス極とマイナス極の2つの電極が装着され，この間で電気刺激を行っています．プラスとマイナスの電極が近いので，体表面まで届く電流量は小さくなってしまい，12誘導心電図で記録できるペーシングスパイクが小さく見えにくくなっています．

- ホルター心電図解析機は，ペーシングスパイクを検出する機能がついている機種が多く，装着する際にCH1にペーシングスパイクが大きい誘導を選ぶとよいといわれています．しかし最近はペーシングスパイクが小さいため，ペーシングスパイクを検出する機能がうまく働かない場合が多くなりました．記録する誘導をよく選んで装着することが重要です．一概にどの誘導がよいとはいえません．挿入した電極リードの位置や形によるためです．しかし多くの場合，電線との距離の離れていない誘導，つまり**心房ペーシングスパイクはV_1～V_3誘導，心室ペーシングスパイクはV_3～V_5誘導が見やすくなります．**このように，どの誘導でペーシングスパイクが大きく記録されているのかを確認する癖をつけることは，意外と重要なのです．

Point

- 12誘導心電図でペーシングスパイクが見やすい誘導を見つけておこう！　ペーシングスパイクをきちんと認識する癖がつくだけでなく，モニター心電図やホルター心電図の際，電極を装着する部位の参考になる．
- 心房ペーシングスパイクはV_1～V_3誘導，心室ペーシングスパイクはV_3～V_5誘導で見やすい場合が多い．

波形の特徴

QRS波形

- 次に，QRS波の形を見てみましょう．**Fig 1, Fig 2**ともに，QRS波形はⅡ・Ⅲ・aV_F誘導で下向き，V_1誘導で下向きで，左軸偏位・左脚ブロック型のQRS波を示しています．なぜこのような形になるのでしょうか？通常，心室をペーシングする電極は右室心尖部に留置するため，電気刺激によるQRS波形は右室心尖部から発生する心室期外収縮と同じような形になるのです．右室心尖部から電気興奮が生じた場合には，心室は下から上へ，右から左へと電気興奮が伝導するので，上方軸（Ⅱ・Ⅲ・aVF誘導で下向き），左脚ブロック波形のQRS波となります．

P波形

- では，P波はどうでしょうか？　多くの場合，心房の電極は右心耳に装着しますので，心房は右房から興奮することとなり，ほぼ一般の洞調律に近いP波（Ⅱ・Ⅲ・aVF誘導で上向き，胸部誘導で上向き）となります．

Point

- 一般的に電気刺激によるQRS波形は上方軸，左脚ブロック型，P波形は洞調律に近い．

電気刺激によるP波，QRS波が変化したら

- 電線が離脱（電極リードの場所が移動）してしまった場合には，このような電気刺激によるP波形，QRS波形が当然異なってきます．以前に記録された心電図と比較するようにしましょう．波形が異なっている場合には，電極の離脱が考えられますので，早急な対処が必要になります．
- また，最近では右室心尖部でなく，左室をペーシングする場合もあります．冠動脈バイパス術や，大動脈弁，僧帽弁の弁置換術などの手術時に左室（左室自由壁）にペーシング電極を縫いつける場合などがそれに相当します．この場合は，心室は左室から興奮しますので，右軸偏位・右脚ブロック型を示します．さらに最近では両室ペーシングがありますが，それに関してはⅥ章で述べたいと思います．

Point

- 電気刺激によるP波，QRS波が以前に記録された心電図波形と異なっていたら，電極の離脱を考えよう！　ただし，何らかの理由で左室ペーシングしている場合もある！

B フィルターをオフにしよう！

ペースメーカーを装着した患者さんの12誘導心電図を記録する際に，ハムフィルターや筋電図フィルターをオンにしてしまうとペースメーカースパイクが確認しづらくなるので注意が必要です．これは，心電図を記録しようとするときから注意しておかなくてはなりません．**Fig 3**を見てみましょう．

Fig 3-a

フィルターをオフにした記録

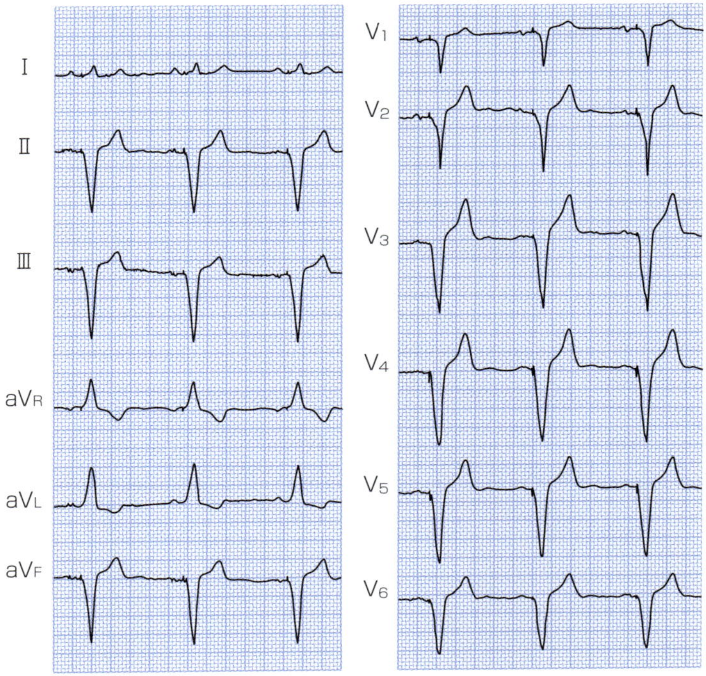

Fig 3-b

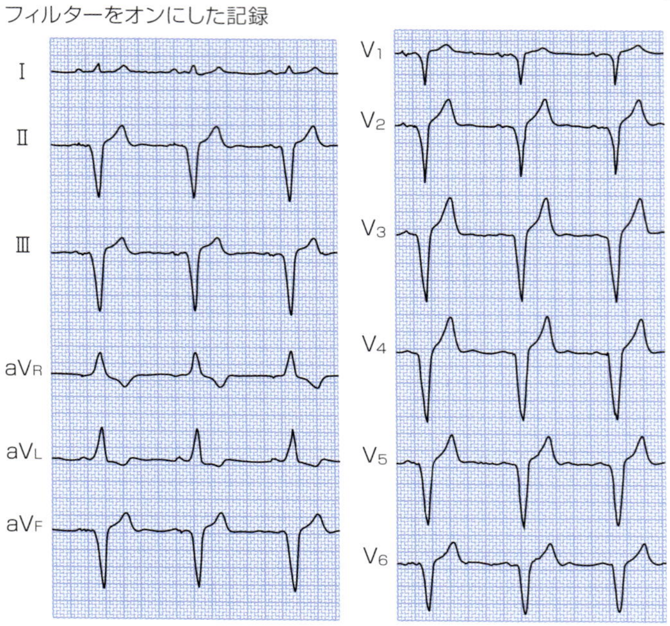

- **Fig 3-a** はフィルターをオフにした通常の記録です．心室のペーシングスパイクがII・III・aVF誘導，胸部誘導で認識できます．
- **Fig 3-b** は同一の患者さんでフィルターをオンにして記録したものです．**Fig 3-a** に比べると，ペーシングスパイクが小さくなり，ほとんどわからなくなっています．これはペーシングスパイクの周波数が高いために，オンにしたフィルターでカットされてしまったためです．

Point

- ペースメーカーを装着した患者さんで12誘導心電図を記録するときには，ハムフィルターや筋電図フィルターがオフになっていることを確認しておこう！

- 病棟で心電図を記録する際には，ハムが入ってしまうことが多く，ノイズを小さくするために，よかれと思ってフィルターをオンにすることがあります．ペースメーカーを装着している患者さんではたとえノイズがあったとしても，フィルターをオフとして心電図記録を行うことが必要です．現場では，「以前あったペーシングスパイクが消えてしまった！」なんてことがよくありますが，多くはこのようなフィルターの仕業です．

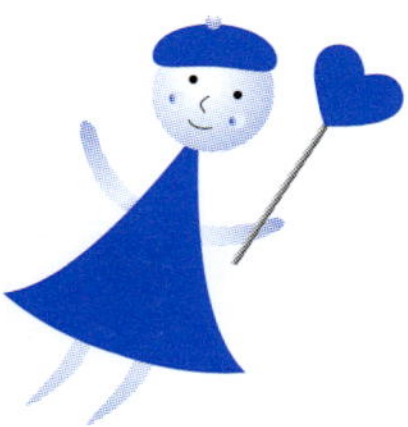

C めまい・動悸などの症状がないかを確認しよう！

- 忙しい外来の最中に患者さんの心電図を記録するとき，各患者さんでペースメーカーの設定をいちいち確認している暇はないのが実情です．しかし，ペースメーカーを装着している患者さんでは，特にめまい・動悸などの症状がないか確認しながら心電図を記録することは重要です．めまいがあり，脈が遅い場合は，設定どおりにペースメーカーが働いていないかもしれません．そのような心づもりで心電図を記録することは，最終的にすばやい対処につながるものです．
- ここでは，心電図を記録する際に症状の聴取が重要であった例を紹介しますので，参考にしてください．

症例

【めまいから問題が判明した例】

技師：「最近，お変わりありませんか？」
ペースメーカー装着の患者さん：「よく，めまいがしてふらつきます．最近毎日のようにあります」

- 最近，ふらつきやめまいの頻度が多いことから，長めに心電図を記録することにした．そうして観察していたところ，ペースメーカーの設定どおりに電気刺激しない現象が見つかり，センシング不全（オーバーセンシング）があることがわかった．早速ペースメーカーチェックを行ったところ，電極リードに起因する問題点が判明した．
- もしこのとき，症状を聞いていなければ，長めに12誘導心電図を記録しようとする気持ちは働かなかったと思われる．そうするとこのような現象の発見にもつながらなかったであろう．

Point

- ペースメーカーが装着されていることがわかっていたら，その設定を確認しようとする行為より，まず症状の有無を聞いておくことが重要！

MEMO

【ペースメーカーの電池の寿命ってどのくらい？】

当院では，ペースメーカーを植込んだ患者さんには半年に1回，ペースメーカー外来が行われ，ペースメーカーの使用状況，電池容量などをチェックしている．機種・ペースメーカーモード・ペースメーカー作動頻度により，電池交換の時期は変わるが，リチウム電池を使用するようになってから，一般的に電池寿命は5～10年程度といわれている．植込み型除細動器（ICD）はペースメーカーよりも短く，通常3～5年程度といわれている．ICDの場合は，一般的に1回の電気ショックで約半月分の電池を消耗するといわれているので，むしろ作動状況によって大きく変わると考えておいたほうがよい．

植込まれたペースメーカーの電池交換は，ペースメーカーの中にある電池だけ交換することはできないので，ペースメーカー本体ごと取り替える．通常，リード（電線）はそのまま使われる．電池が少なくなったからといってペースメーカーが急に働かなくなることはなく，通常は半年に1回のペースメーカーチェックを受けていれば問題ないと考えられている．しかし，メーカーの保証期間も考えて対応することが必要になりつつある時代となっている．

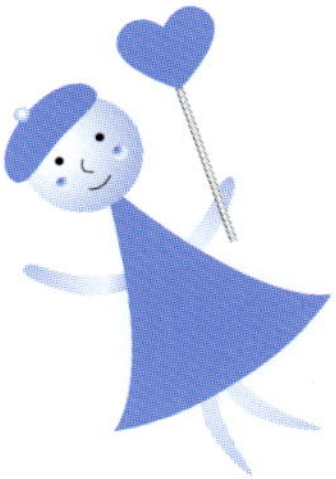

III

ペースメーカー心電図の
モニター心電図，ホルター
心電図解析

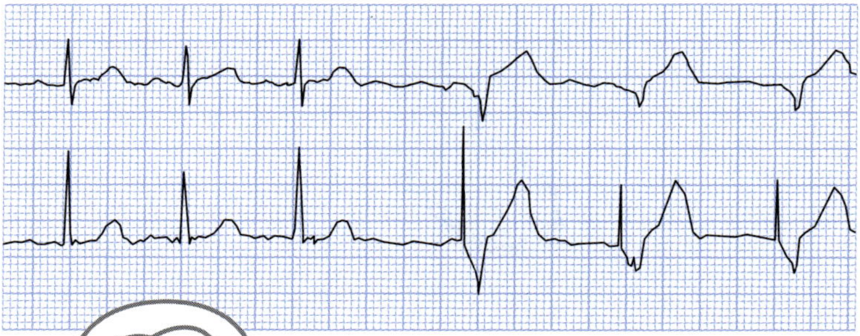

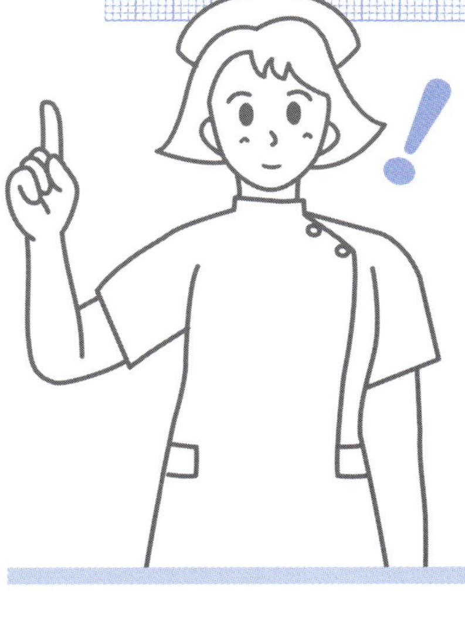

A モニター心電図，ホルター心電図で見たいことは？

ペースメーカー装着の患者さんが24時間心電図検査を受けることはよくあります．これは病棟でのモニター心電図と同様です．24時間記録されたペースメーカー心電図を見なければならないと思うとうんざりしますね．何を隠そう，この本の筆者ですらそう思っているのです．しかし，全部きちんと見て解釈しようと思うと大変なのですが，ポイントを絞って見るとそんなに大変ではないのです．そして，そのポイントとは，「なぜこのペースメーカー患者さんは，モニター心電図をつけたのだろうか？　あるいはホルター心電図検査を受けたのだろうか？」という目的にあります．多くの場合，その目的は次のいずれかになります．

①ペースメーカーがきちんと働いているか？

診察前にとる12誘導心電図は，約10秒間の心電図しか記録できません．ペースメーカーの機能が正しく作動しているかをチェックするには，日常生活の長時間心電図を記録するホルター心電図が有用でしょう．

②ペースメーカー植込み後の経過観察中に生じた症状の原因は何か？

ペースメーカーが植込まれたからといって，不整脈からまったく解放されているわけではありません．動悸が生じることもあれば，めまいや失神も起こりえます．このような症状はペースメーカーと無関係のこともありますし，ペースメーカーに関連して生じた不整脈が原因のこともあります．この場合にもホルター心電図が有用でしょう．

Point

- ホルター心電図の目的は，ペースメーカーの作動状況チェックと症状の診断．両者は関連していることも多い．どのような目的かを認識しておこう！

- ペースメーカー装着の患者さんではホルター心電図はきわめて有用な検査ですが，逆に24時間分のペースメーカー作動状況を確認するという膨大な作業が必要になりそうです．この解析作業はうんざりするばかりか，さまざまなパターンの心電図（ホルター心電図はペースメーカー心電図の宝庫なのです）が出てくるので苦手と思う原因にもなります．これはモニター心電図にもあてはまります．
- そこで，そのようなモニター心電図，ホルター心電図のどこに注意して見るのかという観点から，もう少し探ってみたいと思います．

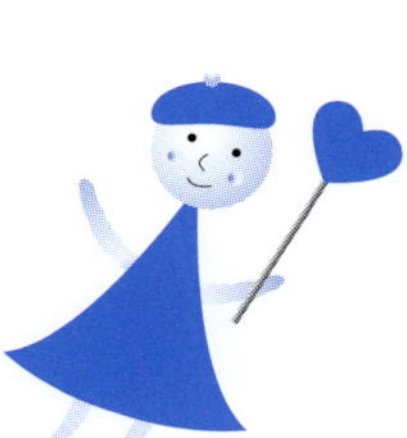

B どんな種類のペースメーカーが入っているかを考えよう！

- 本来はモニター心電図，ホルター心電図記録前にどのようなペースメーカーが植込まれているかを確認しておくべきですね．ここでは，確認することを忘れてしまったときに，どのように対処すればよいかをまず考えます．

心拍数トレンドグラムを見てみよう！

- もし，ホルター心電図を記録した患者さんにペースメーカーそのものが植込まれているかどうかを知らなかったとしても，心拍数トレンドグラムをみればすぐにペースメーカーが入っているかはわかります．
- **Fig 1-a** を見てください．まっすぐな直線の部分がありますね．このような所見があればペースメーカーが入っていると考えてください．通常，脈拍には微妙な「ゆらぎ」があります．心拍数が60 bpm（beat per minute）だとしても，1拍1拍は微妙に違い，61 bpm，58 bpm，60 bpm，…とゆらぎがあるため，心拍数のトレンドグラムが線になることはありません．

Point

- 心拍数トレンドグラムが直線ならば，ペースメーカーが植込まれている！

- 心房細動の場合は，R-R 間隔トレンドを見てみるとペースメーカーが入っているかがわかります．
- **Fig 1-b** を見てください．R-R 間隔がある一定の数値以上には上昇せず，最大値が一定の値をとっていることがわかります．通常の心房細動ではこのようなことはありません．

Fig 1

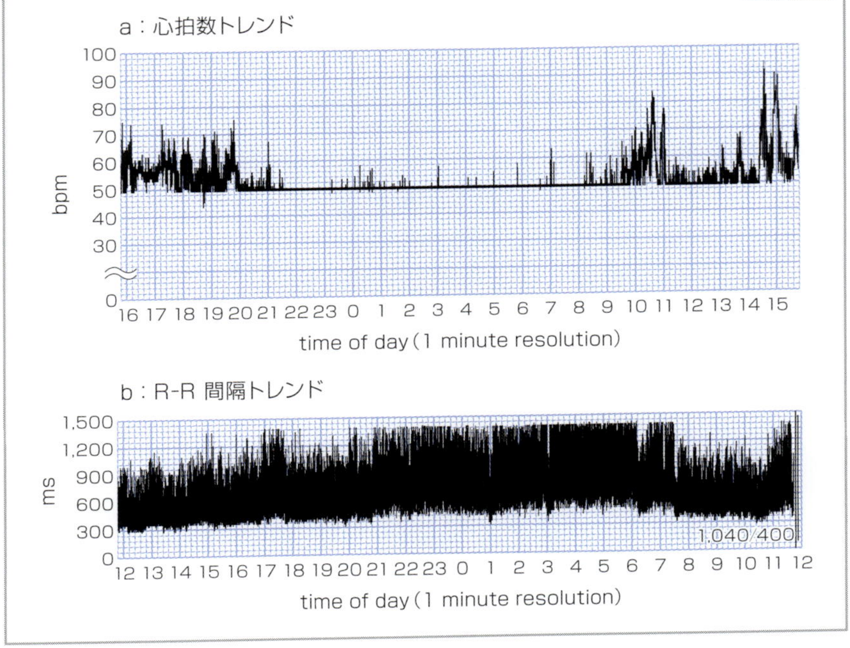

最低心拍数の心電図パターンを確認しよう！

- 心拍数トレンドグラムがまっすぐな直線を示している時間帯では，通常はペースメーカーが最低心拍数で電気刺激をしています．その心電図パターンを確認しましょう．この部分をよく見ることで，その患者さんに植込まれたペースメーカーの設定モードがわかります．

Point

- P波の前にペースメーカースパイクがあれば…AAI　or　DDD
- QRS波の前にペースメーカースパイクがあれば…VVI　or　VDD
- P波の前にもQRS波の前にもペースメーカースパイクがあれば…DDD

- これはこれまでの復習です．これで，どのようなペースメーカーが植込まれているか，わかることになりました．

C 代表的なペースメーカー不全の心電図を知っておこう！

- ペースメーカーは心臓の興奮を監視しながら（感知：センシング），必要なときに心臓を刺激する（刺激：ペーシング）という2つの仕事を行っています．したがって，ペースメーカー不全には，「センシング不全（sensing failure；監視する機能の異常）」と「ペーシング不全（pacing failure；刺激する機能の異常）」の2種類があるわけです．実例を見てみましょう．

Point

- ペースメーカー不全は2種類．心臓の電気興奮を感知する機能が不良なもの「センシング不全」と，心臓を刺激できないもの「ペーシング不全」

センシング不全

- センシング不全，つまり心臓興奮を感知する機能の異常には，「感知しすぎる異常」と「感知しない異常」があります．これらをそれぞれ，「オーバーセンシング」と「アンダーセンシング」と呼びます．

オーバーセンシング

- まず，症例1を見てみましょう．
- Fig 2では，2拍目と3拍目の間にP波が出現していないので，本来ならこの部分でペースメーカー（AAI）が，「自発のP波がないので電気刺激をしよう！」と考えて，電気刺激をしなければなりません．もし，そのようなペースメーカーの活動があれば電気刺激によるペーシングスパイクが観察されるはずですが，スパイクも見あたりません．ペースメーカーは何をしているのでしょうか？　この例ではペースメーカーは，自発のP波は出現しているのだと誤認識しているのです．筋肉の活動による筋電位（基線の乱れがそれにあたります）がその原因です．この筋肉による電位をペースメーカーはP波だと思ってしまったわけです．

症例 1

【オーバーセンシング（AAI：設定レート70ppm）】

- 筋電位をP波と誤認識し，ペーシングしなければいけないところで心房ペーシングをしていない（**Fig 2**）．

Fig 2

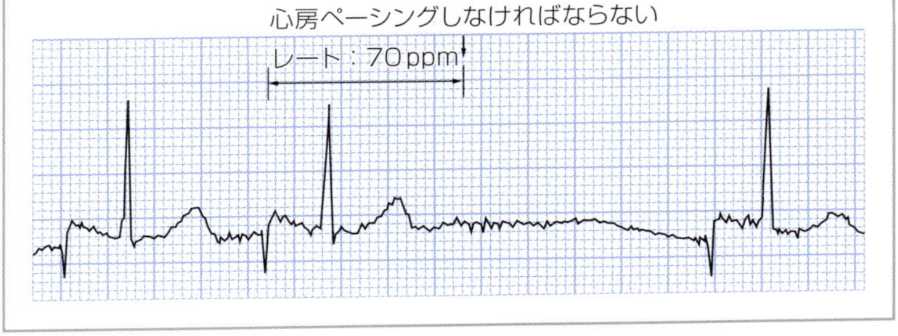

このように，本来P波あるいはQRS波と感知してはいけないものまで感知してしまうことを，感知のしすぎ＝「オーバーセンシング」と呼んでいます．この例の場合は，ペースメーカー本体の感知の程度を変化させることができますので，もう少し感知のレベルを鈍く設定することでこの現象は観察されなくなりました．

同じようにVVIの場合をお見せします（症例2，**Fig 3**）．この例でも本来心室ペーシングによるQRS波が出現すべきところで，ペースメーカーは何もしていません．基線にみられる振れ＝筋電位がありますが，ペースメーカーはこれをQRS波による電気現象と誤認識して，自己のQRS波は出現していると解釈しているわけです．とんでもない間違いですが，この場合もペースメーカーを鋭敏に感知しすぎないように設定変更することで，このような現象はなくなりました．

Point

- ペーシングしなければいけないところでペーシングスパイクが出ていないときには（刺激していないときには），オーバーセンシングを考えよう！

症例 2

【オーバーセンシング（VVI：設定レート30ppm）】

- 筋電位をQRS波と誤認識し，ページングしなければいけないところで心室ページングをしていない（**Fig 3**）.

Fig 3

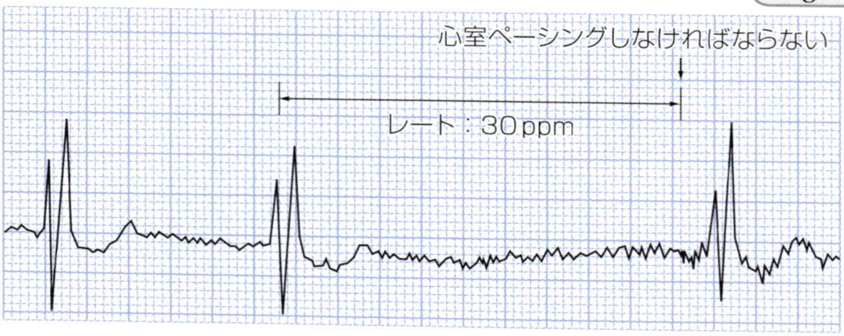

アンダーセンシング

次に，症例3（**Fig 4**）を見てみましょう.

症例 3

【アンダーセンシング（AAI：設定レート60ppm，不応期350ms）】

- 3拍目の心房期外収縮（premature atrial contraction：PAC，変行伝導を起こしている）のP波は不応期を脱しているにもかかわらず，センス（感知）されていない（**Fig 4**）.

Fig 4

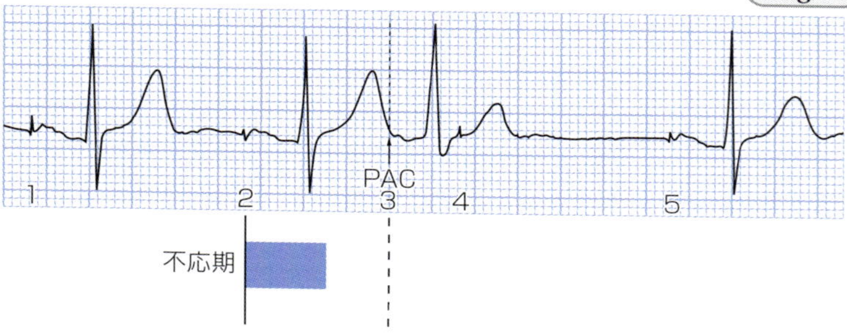

- アンダーセンシングはオーバーセンシングの逆です．3拍目のP波と4拍目の心房ページングの間隔が短すぎることに気づくでしょうか？　設定レートである60ppmよりずっと速い電気刺激になっていることがわかります．ちなみに2拍目と4拍目の間隔を計測すると約1秒になっているので，どうもペースメーカーは3拍目のP波を無視してしまったようです．ペースメーカーは不応期の中で出現したP波は感知できないのですが，2拍目と3拍目のP波の間隔は不応期として設定している350ms以上経過しているので，P波を感知しないのは不応期の設定が原因ではないことがわかります．

- このようなことから，ペースメーカーは本来感知しなければいけないP波を感知できなかった＝「アンダーセンシング」と考えられるわけです．このような現象が頻繁に生じていたので，ペースメーカー本体の設定でもう少し感知を鋭敏にする設定変更を行うと，この現象はなくなりました．

- 同じような例をVVIで見てみましょう（症例4，**Fig 5**）．

症例4

【アンダーセンシング（VVI：設定レート70ppm，不応期320ms）】

- 3拍目の心室期外収縮（premature ventricular contraction：PVC）は不応期を脱しているにもかかわらず，センス（感知）されず，スパイクがT波に乗っている“spike on T”現象が見られる（**Fig 5**）．

Fig 5

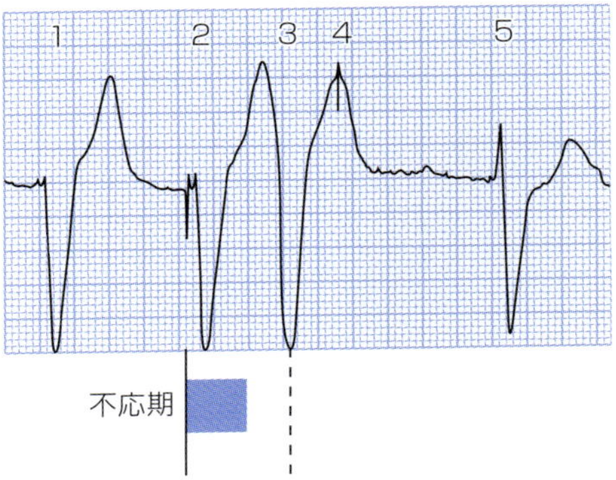

- 4拍目のペーシングは明らかに早すぎますが，2拍目と4拍目の間隔はちょうど設定レートである70ppmに符合します．つまり，3拍目のPVCを感知していないということになりますが，このPVCは2拍目の不応期320msを脱していますので，感知すべきQRS波を感知していないアンダーセンシングと考えられます．この例でも感知のレベルをより鋭敏にすることで，この現象はなくなりました．

Point

- 余計な刺激が出ていたら，それは刺激の前にある電気興奮を感知していないため（アンダーセンシング）と考えよう！

- このようにオーバーセンシング，アンダーセンシングはともに感知不全ですが，それを判断する根拠は「電気刺激がおかしい」という現象です．感知不全なのに「刺激がおかしい」というのは，言葉どおりに把握するとなんだか妙な気がします．それというのも心電図上で直接，ペースメーカーがきちんと感知しているかどうかを判断することはできないためです．心電図で判断できるのは刺激の様子だけです．したがって，変な電気刺激があるとか，刺激が出ていないという現象から感知不全を探し出すことになります．
- ちなみにこれらの例ではすべてペースメーカー本体の細かな設定を変更するだけで事なきを得ました．しかし，ペースメーカー本体の故障，電線の離脱・断線などが原因でこのような感知不全を引き起こすことがあり，その場合は手術の再施行が必要となります．

ペーシング不全

- ペーシング不全は，きちんと電気刺激が出ているのに心臓の興奮が生じない状態（P波やQRS波が生じない状態）をいいます．センシング不全に比べて見極めることはより簡単になります．刺激のタイミングは正確だが（感知不全では刺激のタイミングがおかしい），その後に心筋が反応しない，つまりP波やQRS波が続かない現象です．多くの場合，電線の位置が動いたとき，電線が断線したときなどに生じます．

Point

- ペーシング不全ではスパイク（刺激）は正常に出ているのに，スパイクに続くP波やQRS波がない．

◆ 症例5（**Fig 6**）で，もう少し細かく見てみましょう．

症例5

【心房のペーシング不全（AAI：設定レート60ppm，不応期350ms）】

- ペーシングスパイクが見られるが，P波を生成していない．原因は肥満体型で体動時に電線が心房から浮いてしまうためと考えられた（**Fig 6**）．

Fig 6

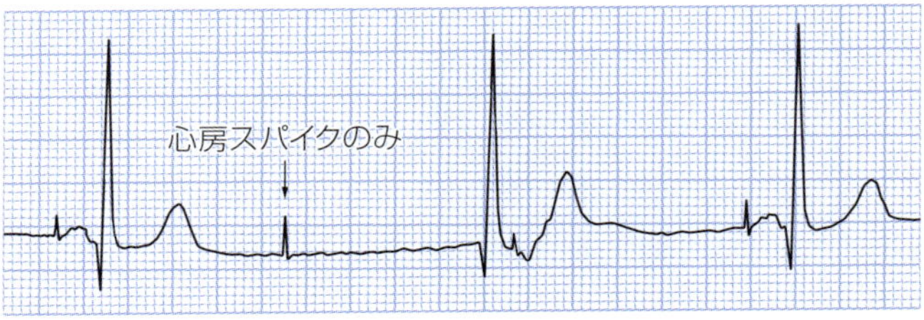

◆ スパイクは60ppmと正確なタイミングで出現しています．本来ならそれぞれのスパイクに続いてP波が出るはずですが，2拍目の心房スパイクにはP波はまったく見あたりません．電線が心房筋から少し離れてしまうために，電流が拡散されてしまい，電気刺激が心房を興奮させるのに十分なエネルギーとなっていないためです．本例では，このような現象は一部の体動によってのみ生じるだけでしたので，ペースメーカーから出す電流量を増加させて対処しました．

◆ 次に，症例6（**Fig 7**）を見てみましょう．

◆ この例は電線が心室から離脱して心房に移動してしまった例です．当然電線から電気刺激を行っても心室を興奮させることはできないので，ペーシングスパイクはありますが，それに続くQRS波はありません．何も入っていない状態に近く，緊急に電線の再装着手術を行いました．

症例 6

【心室のペーシング不全(DDD : lower rate 60 ppm, upper rate 120 ppm, A-V delay 150 ms, PVARP 100 ms)】

- P波を感知し，心室ペーシングしているが，QRS波が生成されていないため自己のQRS波が出現し，第Ⅱ度房室ブロックが見られる(**Fig 7**).

Fig 7

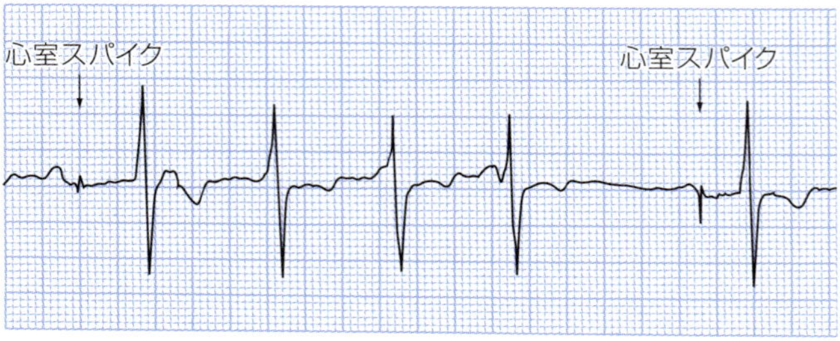

- 基本的なペースメーカー不全はこのようなものです．これらのペースメーカー不全は，ペースメーカー管理のうえできわめて重要ですのでしっかり覚えてください．端的にいえば，ペーシングスパイクはきちんと正しく出現しているか，そしてそのスパイクに続くP波やQRS波があるかどうかを確認するということになります．
- 一方，ホルター心電図のように長期間記録された心電図では，このようなペースメーカー不全として単純にあてはまらない心電図を見ることがよくあります．ペースメーカー不全ではないが理解しにくい心電図ということになりますが，次項ではこのような簡単に理解できないペースメーカー心電図に出会ったときの考え方をお教えします．

MEMO

【ペーシング出力とは？】

心筋を興奮させるのに必要なペーシングパルスの強さのことで，電気パルス幅（pulse width）とパルス振幅（amplitude）により決まる．電気パルスの幅が長ければ長いほど，振幅が大きければ大きいほど，心筋を興奮させやすい．一方，出力が大きければ，ペーシングに必要な電力が大きくなるので，ペースメーカーの電池寿命が短くなる．

心筋を興奮させるための最小限のエネルギーを刺激閾値と呼んでいる．刺激閾値は一定のパルス幅を用いてパルス振幅で表すこともあれば，その逆もある（**Fig 8**）．一般的には，電池寿命を長く保持するため，まず刺激閾値を測定し，その2倍程度のペーシング出力を用いるのが普通である．ペーシング不全などが観察され，電線などほかに問題点がなければ，出力を増加することで対応可能である．

Fig 8

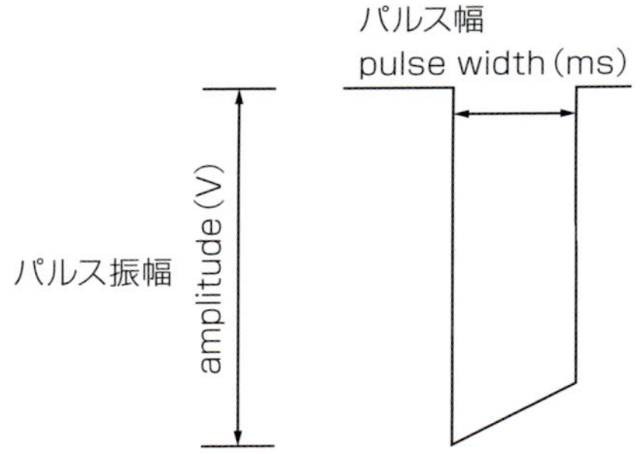

MEMO

【センシング感度とは？】

ペースメーカーが感知（センス）できる心房や心室の心内電位のことで，通常，心房センシング感度は1mV，心室センシング感度は2.5mVくらいに設定されることが多い．ペースメーカーは，設定されたvoltage以上の電気興奮を，心房もしくは心室の興奮と認識する．

センシング感度を鋭敏にすれば，小さなノイズによるオーバーセンシングの可能性が高くなったり，電磁波障害の影響が現れやすくなる．逆にセンシング感度を鈍くすれば，本来認識しなければならない電気興奮が見逃され，アンダーセンシングの原因となる．

実際の設定表の一例を**Table 1**に示す．

Table 1

【ペースメーカー設定表】

mode	DDD
lower rate limit	70ppm
max tracking rate	120ppm
A-V delay（paced）	250ms
atrial	
pulse width	0.40ms
amplitude	3.5V
sensitivity	0.75mV
refractory（PVARP）	250ms
ventricular	
pulse width	0.40ms
amplitude	3.5V
sensitivity	2.5mV
refractory	250ms

D 心電図所見の規則性を見つけよう
―そこにペースメーカーの特殊機能が潜んでいる！

- これまで述べてきたペースメーカーの基本的な設定や機能に加えて，技術の進歩によりペースメーカーにはさまざまな付加価値ともいえる機能が備わるようになりました．これは，患者さんにとってみれば改善したペースメーカー機能ともいえるのですが，心電図を解析するうえではその解釈を難しくする原因ともなっています．
- 新しい機能をもったペースメーカーがその機能を発揮している心電図をみると，「ペースメーカーの動作不良？　ペースメーカー不全？」と思ってしまうかもしれませんが，多くは患者さんのために設定された特殊なペースメーカー機能を反映していることが多いのです．では，ペースメーカーの特殊な機能なのか，あるいはペースメーカー不全なのかを見極めるにはどうすればよいでしょう？　すべてのペースメーカーの特殊機能を覚えられるわけがありませんね．
- 経験上，次のような見方が正しいのだと思います．そのような**複雑な心電図所見に，ある一定の法則なり規則なりが見つけられたら，そのほとんどはそのペースメーカーに備えられた機能**であり，ペースメーカー不全（ペースメーカーの作動不良）の可能性は低くなります．逆にいえば，このような例をいくつか見ながら，ペースメーカーの特殊な設定を知ることができます．
- ここではその代表例を見ながら，ペースメーカーに備わった特殊機能を勉強してみましょう．いくつか難しい単語が出てきますが，**単語よりその内容に注意してください．**

Point

- ペースメーカーの特殊機能か？　ペースメーカー不全か？　心電図所見の規則性を見つけよう！　規則があればペースメーカーの特殊機能と考えよう！

- このような特殊機能は心電図上はペースメーカー不全と似ていますが，その対処は大きく異なります．
- ペースメーカー不全ではその不全を改善させる処置が必要になります．しかし，特殊機能は患者さんに対する電気刺激をより快適にしようとする操作なのですから，できるだけその機能を発揮させてあげなければなりません．医療としてみると，対処の必要なペースメーカー不全に対して，できるだけそのまま温存しておいてあげるのが特殊機能ということになります．この意味でも，臨床的によく出会うペースメーカーの特殊機能は知っておいたほうがよいでしょう．

Point

- ペースメーカー不全は何らかの対処が必要．ペースメーカーの特殊機能はそのまま温存しておいてあげるのが基本．

ヒステリシス

- 症例7（**Fig 9**）を見てみましょう．
- この例では設定レートは60 ppmであるにもかかわらず3拍目と4拍目は1.2秒あり，50 ppmに相当します．どんなときに50 ppmで刺激しているかをチェックしてみると，自己脈の後だけが50 ppmであり，その後はきちんと60 ppmで刺激しています．
- これは，「ヒステリシス（hysteresis）」と呼ばれる機能で，自己のQRS波をできるだけ温存するためになされる設定です．設定レートは60 ppmでも，ヒステリシスの設定レートが50 ppmに設定してあると，自己脈の後のみ50 ppmまでいつもより長めに待つわけです（つまり，このときだけ1.2秒間ペースメーカーは自己脈の出現を待っています）．逆にいったん心室刺激を開始すると，その後は60 ppmで刺激します（つまり，このときは1秒間だけ自己脈の出現を待っていることになります）．

Point

- 自己脈の後だけ設定レートよりも遅くペーシングしている場合は，ペースメーカーのヒステリシスという特殊機能である．

症例 7

【VVIモード】

- ペースメーカー設定上，設定レートは60 ppmなのに，ホルター心電図では50 ppmで刺激しているところがある（**Fig 9**）.

Fig 9

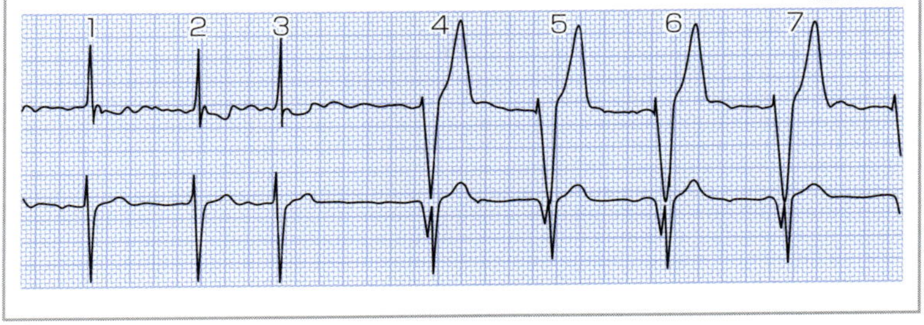

スリーピングレート

- 症例8（**Fig 10**）を見てみましょう.
- この例も設定レートより低い刺激頻度になっている症例です．どんなときに60 ppmでペーシングしているかをチェックしてみると，夜間就寝中だけです．この場合は，夜間就寝時間帯には，設定レートを下げるような設定がなされているのです［スリーピングレート（sleeping rate）ということが多い］.
- **Fig 10**の心拍数トレンドを見ると逆向きの台形型になっているのがわかります．この例では，ペースメーカーの本体に，就寝時間が22時，起床時間が4時と設定されていました．さらに，1時間かけて夜間の設定レート（60 ppm）に到達し，1時間かけて元の設定レートに戻るように設定されています．これは，患者さんの正常な夜間の心拍数を模擬すること，電池の寿命の延長を目的として設定される機能です.

Point

- 夜間だけ設定レートよりも遅くペーシングしている場合は，ペースメーカーがもっている特殊機能（スリーピングレート）の可能性が高い.

症例 8

【AAIモード】

- 設定レート(70 ppm)より低い60 ppmで刺激している(**Fig 10**).

Fig 10

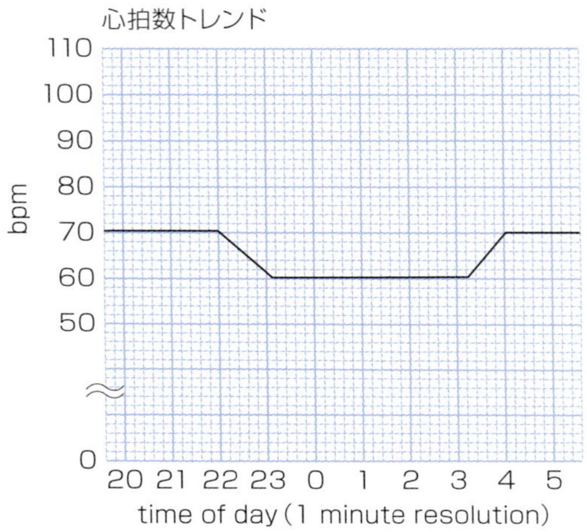

ミニマムトラッキングリミット

- 症例9(**Fig 11**)を見てみましょう.
- 3拍目と4拍目の間隔は長すぎます. どんなときかをチェックしてみると, 自己のP波が出現した後に観察される現象です. ヒステリシスの状況によく似ていますね. ミニマムトラッキングリミットON(機種によって呼び名が違う)と呼ばれる設定がなされていると, 自己のP波の後だけ余計に待つ時間が長くなるという機能です. 一般的に設定されたA-V delayの時間だけ長く心房を感知し続けることになります.
- この例の場合, 設定は60 ppmなのでR-R間隔は最長で1,000 msとなりますが, 自己のP波が出現した後は, さらにA-V delay (200 ms) 分だけ長く待つことになりますので, 最長1,200 ms (レート50 bpm) まで, R-R間隔は延長しうることになります.
- この設定もヒステリシス機能と同様に自己のP波をできるだけ温存させるためになされる設定です.

症例 9

【VDDモード】

- lower rateは60ppmに設定されているにもかかわらず，心拍数が60bpm以下になっているところがある（**Fig 11**）.

Fig 11

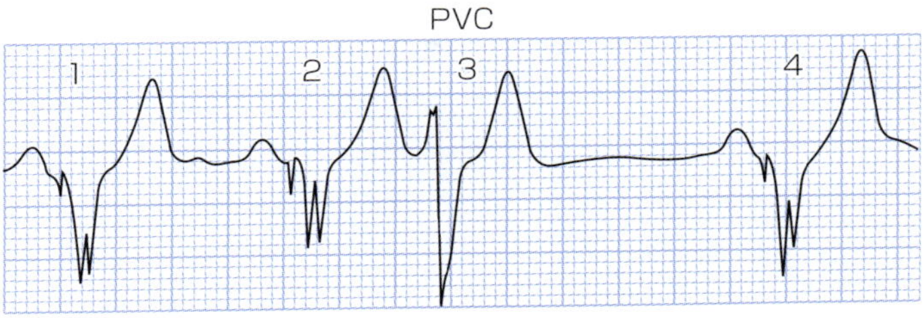

Point

- VDDで，自己のP波が出現した後だけ，設定よりも遅くペーシングしている場合は，ペースメーカーの有するミニマムトラッキングリミット機能が考えられる.

セーフティペーシング

- 心房刺激をしたすぐ後に，PVCが出現したときはA–V delayの設定より早期に心室を刺激するような機能があり，これをセーフティペーシング（safety pacing）と呼んでいます．なぜ「セーフティ」と呼んでこのような動作をするのでしょうか？
- このような場合，通常のA–V delayで心室刺激を行ってしまうと，ちょうど刺激がPVC後の受攻期（電気的に不安定な時期）にあたり，心室頻拍や心室細動を誘発してしまう可能性があるためです．より早く心室刺激をすることで刺激が受攻期に入らないようにしているのです．そんな難しいことをするより，まったく逆に心室刺激自体をしなければよいのではないかとも思えます．しかし，このA–V delayの時間帯では，心房の刺激，心房の興奮など心室以外の電気現象も生じえます．心室に留置された電線

症例 10

【DDDモード】

- PVC出現時，設定上のA-V delayよりも短いA-V delayで心室刺激スパイクが見られる（**Fig 12**）．

Fig 12

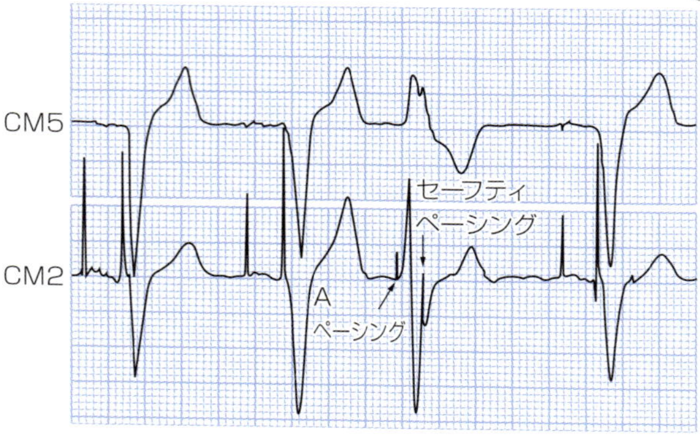

が，心房の刺激スパイクや興奮をQRS波と間違えてしまった場合には（つまりPVCが出現していないのにPVCと誤解してしまった場合には），心室刺激をまったく行わなければ，心停止となってしまう可能性があります．

このような2つの相反する不利益な状況を回避するために，セーフティペーシングという機能が設けられています．心房刺激の後，心室興奮を感知すると，通常のA-V delayよりも短い間隔（通常100～110ms）で心室刺激を行う機能です（症例10，**Fig 12**）．念のためにきちんと心室刺激を行っておくが，それもできるだけ安全なタイミングにしておこうというわけです．

Point

- 心房刺激後に生じたPVCでは，わざわざ心室を早く刺激する特殊機能がある（セーフティペーシング）．

PVARP 自動延長機能

◆ 症例11（**Fig 13**）を見てみましょう．

症例 11

【DDDモード】

- PVC出現後にP波が出現している．しかしこのP波は，心房に設定されたPVARPの範囲ではないのにペースメーカーが感知していない（**Fig 13**）．

Fig 13

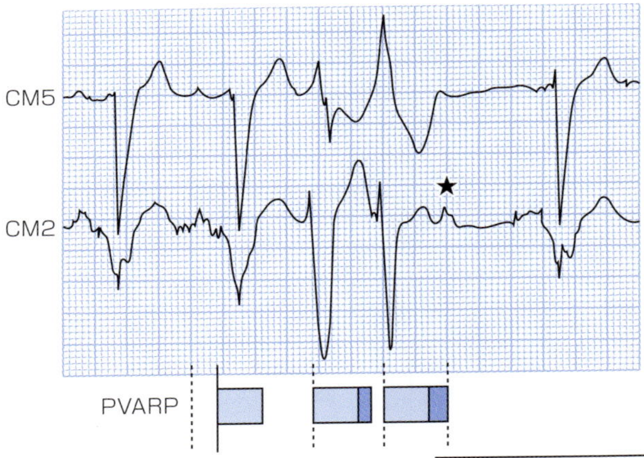

PVC 出現後は PVARP が自動延長する．このため★の P 波は感知されない．

ペーシングレート	60～120 ppm
A-V delay	150 ms
PVARP	250 ms
心室不応期	230 ms

◆ DDDモードでは，PVCが出現した後はPVARPを自動的に延長する設定があります．これは，PVCによる逆行性P波（心室から心房に逆伝導して形成されるP波）まで感知してしまうと，これによって上室頻拍（pacemaker-mediated tachycardia）が誘発されることが知られているためです（P.66 MEMO参照）．PVARP自動延長機能はこのような上室頻拍を防ぐための設定です．

Point

- PVC出現後のみ感知するはずのP波を感知しないのは，正常なペースメーカーの特殊機能の一部である．

MEMO

【PMT：pacemaker-mediated tachycardiaとは？】

DDDは心房の興奮を感知して心室に電気信号を伝える役割をもっているので，ひとつの刺激伝導路ともいえる．もし，患者さん側に心室の電気興奮を心房に逆伝導させる機能（室房伝導）がある場合には，心房から心室への伝導はペースメーカーで，心室から心房への逆伝導は自己の機能でまかなえることになり，ここにひとつの興奮旋回路が生じてしまう．このような興奮旋回路を介して生じる上室頻拍をpacemaker-mediated tachycardiaと呼ぶ（**Fig 14**）．

Fig 14

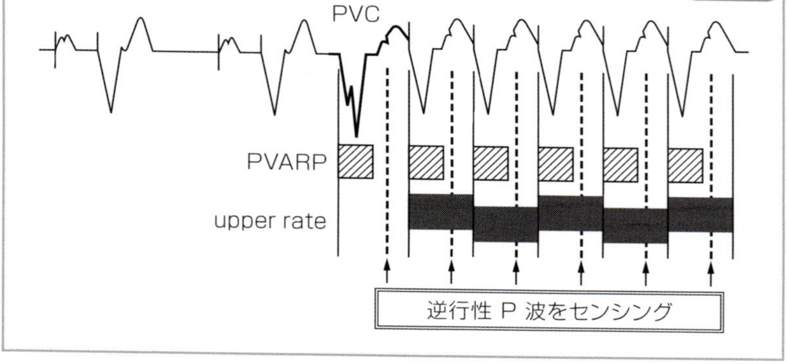

ペースメーカー自体の設定によるもの

- これはⅠ章に述べたペースメーカー設定の復習になります．DDDモードでは，心室刺激の最大頻度はレートの設定だけでなく不応期の設定にも依存します．upper rateを設定してもそれだけで最大刺激頻度が決定されるわけではなく，A-V delayとPVARPの設定にも依存しているのです．
- では症例12（**Fig 15**）を見てみましょう．運動中に息切れが生じた例ですが，突然心拍数が半分になったためでした．まず，A-V delayとPVARP

症例 12

【DDD モード】

upper rate 110ppm，A-V delay 150ms，PVARP 375ms
心拍数が急に半分になり，息切れの症状がある（**Fig 15**）．

Fig 15

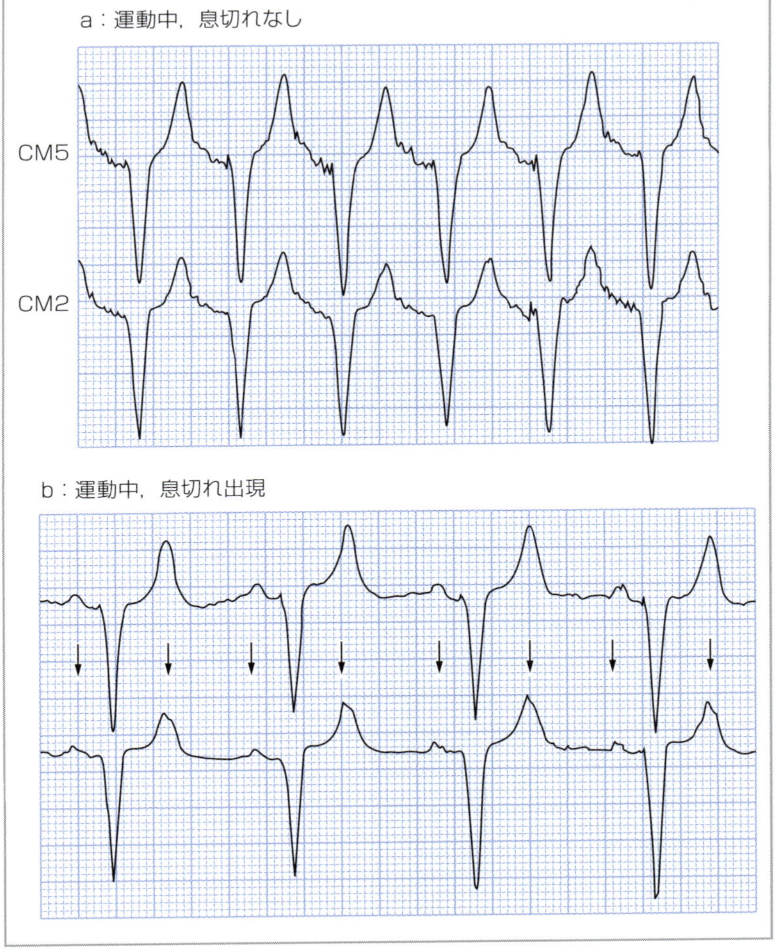

を足してみてください．この例では，「A-V delay 150 ms + PVARP 375 ms = 525 ms」で，これは115 bpmに相当します．つまり，心房興奮の頻度が115 bpm以上に上がってしまうと，P波はPVARP内に出現してしまうことになり，すべてのP波を感知することができなくなります．結果的にはその次のP波を感知して心室刺激を行うので，見かけ上，2：1房室ブロックが起きて（ペースメーカーの作動としては正常です．2つのP波のうち1つしか感知せず，感知したP波に関してはすべて心室刺激を行っています），心拍数が突然半減することになるのです．

- したがってこの心電図はペースメーカー不全でなく，ペースメーカー設定による心電図異常といえます．この例の場合では，upper rateの設定を増加させても事態はまったく変わりません．PVARPを短くすることにより130 bpmまでP波を感知できるようにして，このような現象の再発が図られました．

Point

- 心拍数が急に半分になったとき，P波のレートを確認しよう！　いつも同じレートで心拍数が半分になる場合は，ペースメーカー上の設定による可能性が高い（ペースメーカー不全ではない）．A-V delayとPVARPの設定を再確認しよう！

心房頻拍応答機能

- 心房頻拍応答機能（atrial tachycardia response：ATR）と呼ばれる機能があるペースメーカーでは，設定された頻度以上に心房興奮を感知すると，それを心房細動，もしくは心房粗動と認識して，DDDはDDIもしくはVVIに，VDDはVDIにモードを切り替える機能を備えています（症例13，**Fig 16**）．
- では，もしこのような特殊機能がなければペースメーカーはどのような心室刺激を行うことになるかを想像してみましょう．
- DDDモードは心房興奮に沿ってできるだけ忠実に心室刺激を行うモードです（心房と心室を同期させる）．心房細動や心房粗動では300 bpm以上という高頻度で心房は興奮しています．できるだけこの頻度に沿って忠実に心室刺激を行うと，設定されたupper rate付近で持続的に心室刺激を行っ

症例 13

【DDD モード】

DDD モード設定であるのに，発作性心房粗細動時には一定間隔で心室刺激しており，一見 VVI モードに見える（**Fig 16**）．

Fig 16

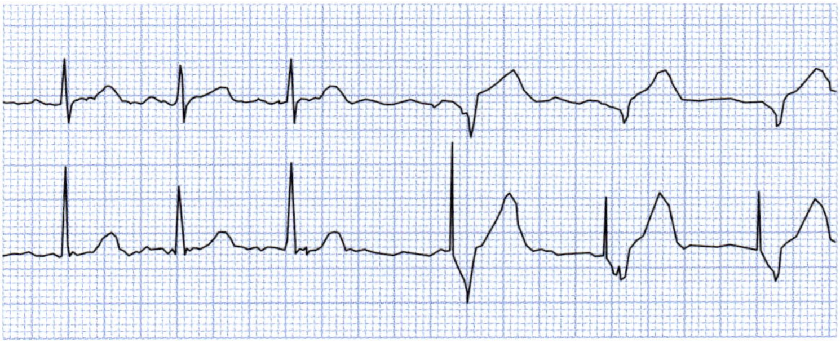

てしまうことになります．持続的な高頻度心室刺激は患者さんにとって望ましくありません．このような現象を防止するためにATRが存在しています．心房細動や心房粗動時にはDDDよりDDI，VVI，もしくはVDIモード（心房と心室の同期を消失させるモード）が望ましく，ペースメーカーはそれを自動で切り替えているわけです．これをペースメーカー不全と誤解してはいけません．

- 現在でもペースメーカーの特殊機能は日進月歩で進歩しています．また，ペースメーカーの機種によってその呼び名や細かな動作は異なっているのが実情です．しかし，これまで述べてきた特殊機能が理解できていると，すべてはその応用と考えることができます．

MEMO

【心房頻拍応答機能（ATR）とは？】

設定されたATR開始レートを心房レートが上回ると，心房細動もしくは心房粗動に適したモード（fall back modeと呼ぶ）に切り替わる機能（mode switchと呼ぶ）．通常，DDDはDDIもしくはVVI，VDDはVDIに切り替わる．この機能に伴うペースメーカー上の設定項目は多いが，参考までにその一部を記載する．

- trigger rate

心房頻拍を検出するときの心房レート．この設定以上のレートを心房細動・心房粗動と認識する．

- entry count

心房性不整脈が検出されてからATRを開始するまでの時間．

- exit count

心房性不整脈が検出されなくなってからATRアルゴリズムを終了するまでの時間．

- lower rate limit

fall back modeにおける最低心拍数．このレートで心室刺激を行う．

E ペースメーカー不全を見つけよう！

- ペースメーカー不全と，心電図上それに類似したように見えるペースメーカーの特殊機能を述べてきました．医療という観点から見ると，前者は何らかの対応が必要ですが，後者はそのまま温存してあげることが基本になるので，両者の見極めはますます大事になります．
- では，対処の必要なペースメーカー不全を見つけるには何が必要でしょう．これまで述べてきたことをまとめると，以下の点が重要になります．
  ①代表的なセンシング不全とペーシング不全の心電図パターンを覚えておくこと
  ②通常の設定とは異なる心電図をみたら，すぐにペースメーカー不全とは断定せず，全体を通じての規則や法則がないかどうかを見極めること

  つまり，①ペースメーカー不全の心電図パターンであり，かつ②規則や法則のないときには，ペースメーカー不全と結論づけてよいことになります．ただ，ホルター心電図の解析に時間的余裕がない場合には，これをひとつひとつ行うのは少し難しいかもしれません．しかし，このような原理，原則を知っておくことは，本当に解析困難な心電図を見たときにも対処できる王道となります．
- ただ，「やっぱり時間がない」という人のために，ここでは簡単にペースメーカー不全を見つけるコツを伝授しておきましょう．ペースメーカー不全が生じると最終的に患者さんに不利益が生じます．つまり，患者さんから見た視点に立てば，ペースメーカー不全が自然に見つかることになるわけです．患者さんにとってみれば，「徐脈のとき，きちんと電気刺激してください」ということがペースメーカーに望むことです．

Point

- 患者さんの視点から見たペースメーカー不全の見つけ方
  ①徐脈がないこと＝最大R-R間隔に注意しよう！
  ②電気刺激が行われていること＝スパイクに応じてP波・QRS波が出現しているか，注意しよう！

最大R-R間隔をチェックしよう！

- ペースメーカーは心停止を防御するための機械です．したがって，ホルター心電図で記録された最大R-R間隔（最大心停止時間）に多くの情報が含まれることになります．なにしろ，長い心停止時間を短くすることがペースメーカーの本領といえるのです．したがって基本的にこの最大心停止時間は，植込まれたペースメーカーの設定レートに依存するはずです．逆に，設定レートと合致しない最大R-R間隔が存在すれば，オーバーセンシングやペーシング不全が見つかる可能性があります．

- 症例14（Fig 17）では設定レートとは大きく異なる最大R-R間隔が記録され，その部分を拡大表示したものです．心房刺激を行っていますが，DDDモードであるにもかかわらず心室を刺激せず心停止を招いています．刺激すべきときに刺激していない場合に，疑うべきなのはオーバーセンシングです．このように最大R-R間隔の部分を抽出するだけでペースメーカー不全は見つかることになります．

症例14

【オーバーセンシング（DDDクロストークによるもの；Fig 17）】

Fig 17

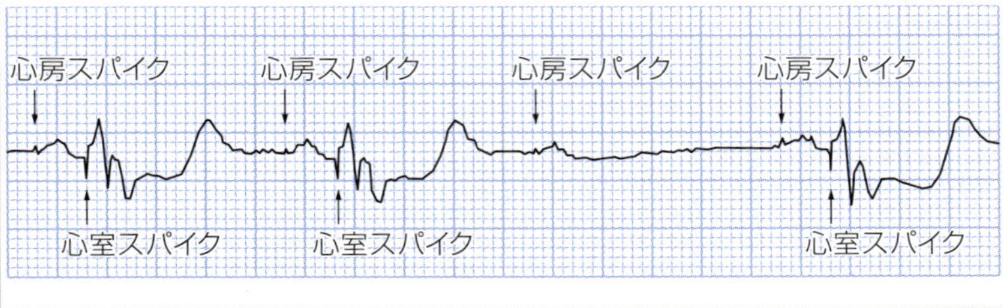

- では，この例では何をオーバーセンシングしていたのでしょうか？　心房ペーシングしたその刺激自身（電流が大きい場合，刺激の後に電位変化を残してしまう場合があります．これをアフターポテンシャルと呼んでいます）を，心室の電線がQRS波と誤認識していました．このように心室の電線が心房に生じているものを感知すること，あるいはその逆を「クロス

トーク」と呼んでいます．この例では，心室の感知レベルをやや鈍くすることでこのクロストークを防止し，心室刺激が正しく行われるようになりました．

- 最大R-R間隔を示した心電図としてやや難しめのものを提示しましたが，多くの場合はペースメーカー不全で提示したような単純なオーバーセンシングやペーシング不全が見つかります．ぜひ，最大R-R間隔に注意する癖をつけましょう．

心臓が反応しない刺激スパイク（スパイクの後にP波もQRS波もないもの）の有無をチェックしよう！

- ペースメーカーは電気刺激をして心臓を興奮させる機械なのですから，刺激して心臓が興奮しないのでは困りますね．このような場合，必要のない刺激が出ているか，刺激できていないかのいずれかです．それぞれ，アンダーセンシング，ペーシング不全が見つかる可能性があります．

症例 15

【VVIモード】
- 設定レートは70ppm，不応期320ms（**Fig 5**，p53参照）．

- p53の**Fig 5**を見てみましょう．3拍目のPVCの後に心室刺激スパイクがありますが，このスパイクにはQRS波はありません．しかも，このスパイクはあまりにも短いタイミングで出現していますので，不要なスパイクが出現してQRS波が追従できていないことになります．さらに見ると2拍目からスパイクまでの時間がちょうど70ppmとなっているので，これはPVCを感知できないために生じたスパイクである，つまりアンダーセンシングと判断されます．心電図上は，スパイクがT波に乗っている“spike on T”現象になっており，基礎心疾患がある場合には心室性不整脈を誘発してしまう可能性があるので，対処が必要になります．この場合はPVCのアンダーセンシングが原因ですから，ペースメーカーの感知レベルをより敏感にすることでPVCを感知できるようにしました．

- このようにスパイクだけがあって，それに続くP波やQRS波が見られない記録を見つけたら，その多くはアンダーセンシングやペーシング不全を見つけたことになるのです．

ホルター心電図分析で主治医に報告したほうがよい所見は？

- 基本的にすべてのペースメーカー不全は主治医に報告すべきでしょう．問題はその緊急性の判断です．実は，1日を通してペースメーカー不全が1回〜数回見つかるケースは多いのです．したがって，一般的にはその心電図異常に伴う症状のない限り，緊急に報告する必要はないことが多いと考えてまず差し支えありません．しかし，逆に症状のある場合には，ペースメーカー不全の場合はもちろん緊急の対応が必要になります．またペースメーカー不全でなくても，患者さんの症状が生じたときにペースメーカーがどのように作動しているかをきちんと認識してあげることによって，ペースメーカーの設定をその患者さんに適した設定に変更することができます．
- あらためてペースメーカー装着の患者さんのホルター心電図を解析するときには，患者さんの症状が一番重要なんだということを忘れないようにしましょう．

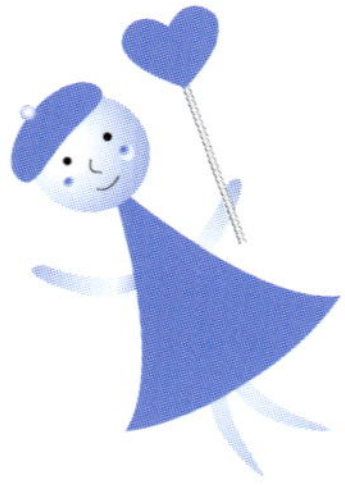

IV

ペースメーカーを装着した患者さんにおける運動負荷試験

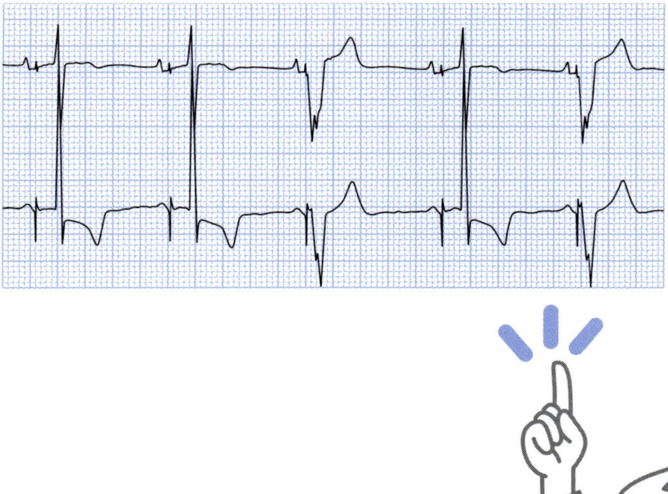

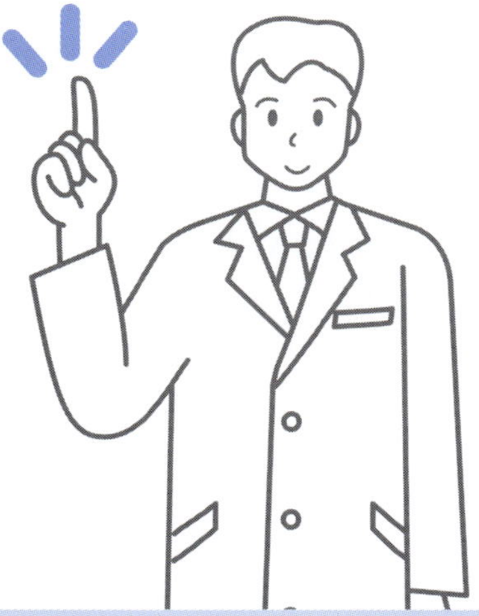

A 運動負荷試験で知りたいことは？

- ペースメーカーと運動負荷試験の間にはどのような関係があるのでしょうか？　一見関係がないように見えますが，ペースメーカーの設定モードによってこの関係は異なってきます．
- AAIやVVIモードは，徐脈（心停止）になることを防ぐための（生命を確保するための），バックアップペーシングです．このような機種では，運動と機種の作動状況は基本的に関係がないので，運動負荷試験を行ってもあまり意味がないでしょう．
- これとは対照的に，生理的ペーシングとして知られるDDD，VDDモードは，自己のQRS波が出なかったときに，自己のP波に追従（同期）して心室刺激を行うモードです．この場合には，運動に伴ってP波の出現頻度は増加しますので，直接最高心拍数（upper rate）の設定をどのように行うかが問題になってきます．upper rateに達したときに，設定どおりにペースメーカーがきちんと作動するかどうか，また，個々の患者に合わせたupper rateはどれくらいかを決定するために，一度運動負荷試験を行って，微調節を行う必要があります．
- さらに最近では，体動に合わせてペーシングレートを速くすることができるAAIR，VVIR，DDDRモードが多く植込まれるようになり，体動時に適切にペーシングレートが増えていくかをみるためにも運動負荷試験を行うようになってきています．

Point

- ペースメーカーを装着した患者さんで運動負荷試験を行う目的は…
  - ①DDD，VDDモード：upper rate設定が適切か？　upper rate時のペースメーカー作動が適切か？
  - ②AAIR，VVIR，DDDRモード：体動，運動に伴う心拍上昇（rate-response）が適切か？

  を評価するため

- もちろん，体動を感知するペースメーカーを装着した患者さんでは，上半身（ペースメーカーのある部位）の動きが少ない自転車エルゴメーターは適していません．このようなペースメーカーが装着された患者さんの運動負荷試験としては，上半身の体動，つまり歩く動作を行うトレッドミルが適しています．

Point

- レート応答型ペースメーカーが装着された患者さんの運動負荷試験は必ずトレッドミル検査を用いること（エルゴメーターを用いないように！）

MEMO

最近は，ペースメーカー本体で心拍数の変動を確認できる機種が多くなり，upper rate設定が適切かどうかを確認するための運動負荷試験を行わない傾向にある．患者さんに息切れなどの自覚症状があった場合，その原因究明のために行うことが多くなっている．

B 運動負荷試験開始時の基本心電図を確認しよう！

- 運動負荷試験は，医師が立ち会いカルテを手元に置いて検査する場合がほとんどですので，まずカルテを見て装着されたペースメーカーの設定を確認してから行いましょう．
- 以下は確認したい項目とそれに相当するペースメーカーモードです．設定を確認したうえで，運動負荷試験開始時の基本心電図のパターンを確認しておきましょう．
  - ①ペーシングレート（lower rate）の確認
  - ②追従（同期）できる最高心拍数（upper rate）の確認…DDD，VDD
  - ③レート応答型ペースメーカーの最高心拍数（upper rate）の確認…AAIR，VVIR，DDDR
  - ④A-V delay＋PVARPから計算し，2：1房室ブロックを起こすP波興奮頻度を確認…DDD，VDD（Ⅰ章参照）
- 特に運動を開始する前の心電図で，心拍数が設定されたペーシングレート（lower rate）を上回っている場合は，その心電図からペースメーカーモードを推定することは難しいので，必ずカルテやペースメーカー手帳でペースメーカー設定を確認してから運動負荷試験を始めましょう．なぜなら，そもそも運動負荷試験を行うことが不適切な患者さんもいるからです．

症例 1

【VDDモード】

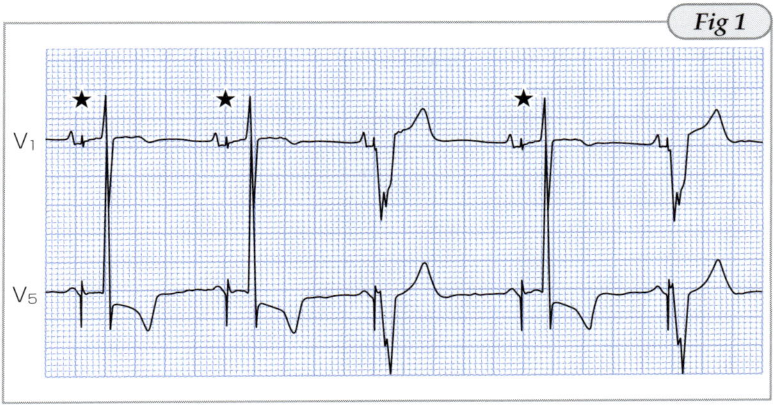

- 症例1（**Fig 1**）は運動負荷試験を施行する前の安静時心電図です．刺激のスパイクが出現していますが，それに続くQRS波がありません（★印）．これはペーシング不全です．
- この例では運動負荷試験を行う前に，まずこのペーシング不全の原因を明らかにする必要があります．このような状態で運動負荷試験を行っても，そもそも電気刺激自体ができていないのですから心拍数は増加するはずもありません．運動負荷を行うことでかえって心不全を招いてしまう可能性もあります．つまりこの患者さんは，このような状態で運動負荷試験を行ってはならない患者さんといえます．

Point

- 運動負荷試験開始前にペースメーカー設定を確認すること！そもそも運動負荷試験を行うべきでない患者さんかもしれない．
- 運動負荷試験を中止すべき患者さんとは…安静時の心電図で感知不全，ペーシング不全の見られた患者さん

C 運動負荷極期で心拍数が急に減少しないかを確認しよう！

- 運動負荷試験開始後，最も注意しなければならない所見の多くは運動負荷極期にあります．特に心拍数の変化に注意しましょう．ここでは植込まれているモード別に注意すべき点を解説します．

DDD，VDD

- 運動に伴って自己の（電気刺激によらない）QRS波がP波に1：1で追従していけば，その人自身のupper rateまで心拍数は増え続けます．これは，ペースメーカーが装着されていない患者さんと同一です．しかし，房室ブロックなど自己のQRS波が出現しない場合，DDD，VDDペースメーカーは自己のP波に追従（同期）して心室を電気刺激します．このとき，ペースメーカーにはどの心拍数まで1：1で追従するかが設定されているので，このupper rate付近での患者さんの症状やペースメーカー作動状況を確認することが必要です．

Point

- DDD，VDDモードでは，設定されたupper rate付近でのペースメーカー作動状況，患者さんの症状に注意する．

- 実例を見ながら，設定されたupper rateまで達したときのペースメーカー機能について見ていきましょう．

症例 2

【DDDモード】

- 運動に伴う息切れの原因精査のために運動負荷試験を施行．運動中ペースメーカーに設定されたupper rateを超えていないにもかかわらず，突然2：1房室ブロックを起こした（**Fig 2**）．

Fig 2

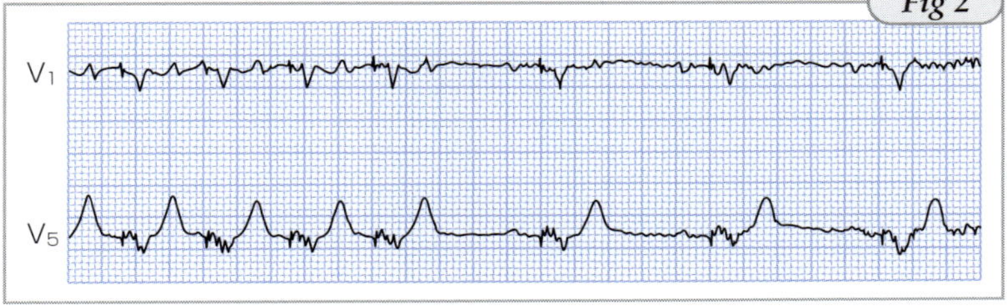

- 症例2（**Fig 2**）では，設定のupper rateは150ppmになっていましたが，運動中P波が120bpmとなったときに突然2：1房室ブロック状態となり，心拍数は約60bpmまで低下しました．当然，運動の継続は困難で運動負荷を中止しました．ペースメーカーの設定を見てみると，upper rateは150ppm，A–V delayは200ms，PVARPは300msという設定でした．
- 「A–V delay（200ms）＋PVARP（300ms）＝500ms（120bpm）」となっていることに気づくと，この例でのペースメーカー作動状況は，ペースメーカーとしては適切であることがわかります（I章参照）．つまり，設定に間違いがあるのです．upper rateは150ppmでも，最大限電気刺激できる心拍数はA–V delayやPVARPにも依存しており，この例では120ppmとなります．この例では，A–V delayおよびPVARPを短縮することで，このような現象の出現を防止しました．

症例 3

【DDDモード】

- 運動に伴う息切れの原因精査のために運動負荷試験を施行．運動中ペースメーカーに設定されたupper rateを超えないように，Wenckebach型第Ⅱ度房室ブロックを起こした（**Fig 3**）．

Fig 3

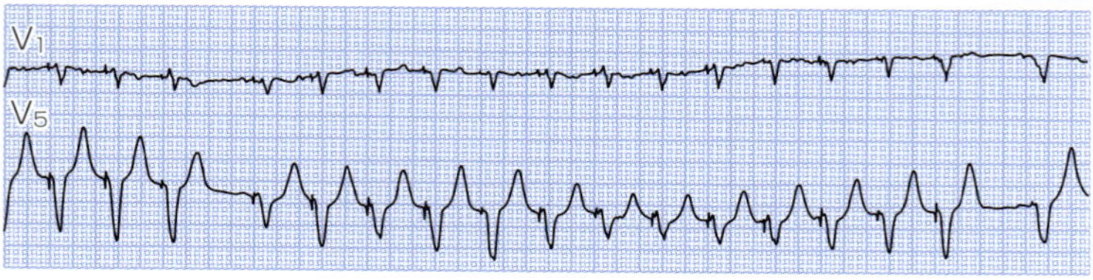

- 症例3（**Fig 3**）の設定は，lower rate 60 ppm，upper rate 120 ppm，A-V delay 170 ms，PVARP 250 ms，心室不応期200 msです．
- 運動中，電気刺激によるQRS波が抜けているように見え，一見Wenckebach型第Ⅱ度房室ブロックに相当する所見です．この例では，設定されたupper rateは120 ppmであり，運動中P波が120 bpmを超えると，心室刺激は120 ppmを超えないように作動することになります．このとき，数拍に1拍ずつ電気刺激を行わないようにして調節するので，あたかもWenckebach型第Ⅱ度房室ブロックのような状況となるのです．したがってこの運動負荷試験では，ペースメーカーは設定どおり適切に作動していることになります．このため，症状はupper rateが120 ppmと，この患者さんとしては低く設定されているためであろうと判断できます．
- このような判断から，単純にこのupper rateの設定を増加させたくなりますが，ひとつ注意が必要です．A-V delay + PVARPから2：1房室ブロックを起こすP波興奮頻度を計算してみると，143 bpmとなっているからです（170 ms + 250 ms = 420 ms）．つまり現在の設定では，最大限追従（同期）できるP波のレートは120 ppmであり，P波興奮頻度が120 bpmを超えた時点でペースメーカーは見かけ上Wenckebach型第Ⅱ度房室ブロックを起こし，さらにP波出現頻度が増加して143 bpmを超えてしまうと，症例2（**Fig 2**）のように急に心拍数が半分になる設定であることを理解しなくてはいけません．このようなことから，upper rateを単純に増減するだけでなく，A-V delayやPVARPの設定も頭に入れておくことが重要となります．

- 症例2，3で，運動負荷中のペースメーカー作動状況がどのようになるのかが理解できたものと思います．
- 次に，運動負荷試験をペースメーカー設定にどのように活かしているかがよくわかる症例を提示します．各患者さんに合わせた設定の様子がよくわかると思います．

症例 4

【75歳男性，第Ⅱ度房室ブロック】

- トレッドミル運動負荷試験を施行時，運動で房室伝導が悪化し，ペースメーカー（DDD）を植込む（**Fig 4〜6**）.

①起床時にめまい，また階段昇降時に心拍数40台の徐脈を認め，精査加療目的で入院，トレッドミル運動負荷試験を施行（**Fig 4**）.

検査前：心拍数63 bpm，第Ⅱ度房室ブロックは見られません（**Fig 4-a**）.
運動開始後：Modified Bruceプロトコール30秒過ぎから，房室伝導は2：1伝導となりました．Modified Bruceプロトコール1分で，P波興奮頻度は120 bpmまで上昇しましたが，房室伝導は3：1伝導まで低下し（**Fig 4-b**），かえって心拍数は40 bpmまで下がり，同時に息苦しさが出現したため検査を終了しました（**Fig 4-c**）.
回復期1分50秒：房室伝導は1：1伝導に回復しています．

Fig 4-a

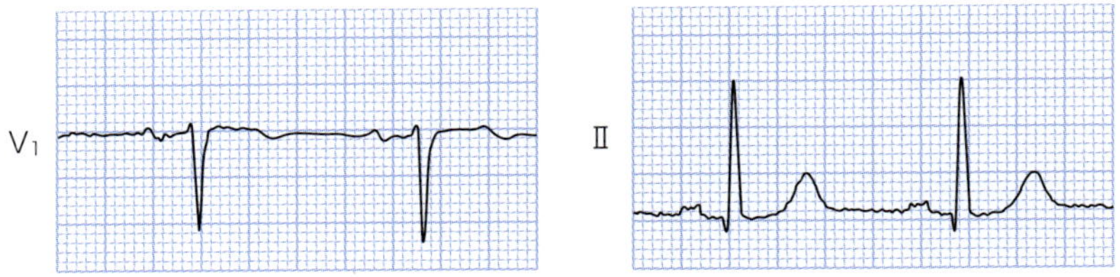

Fig 4-b

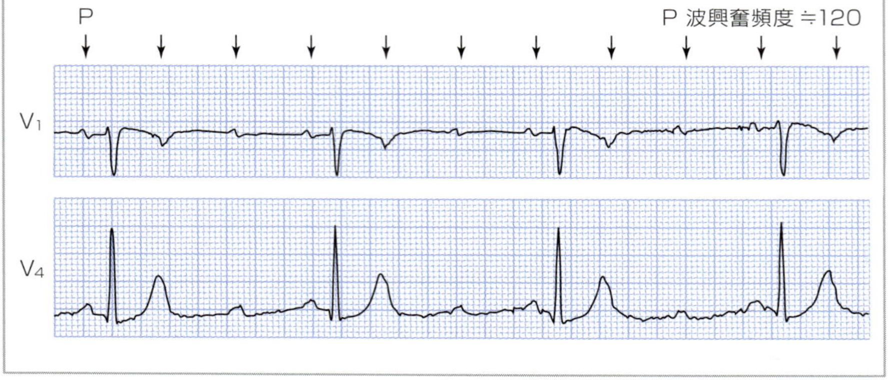

Fig 4-c

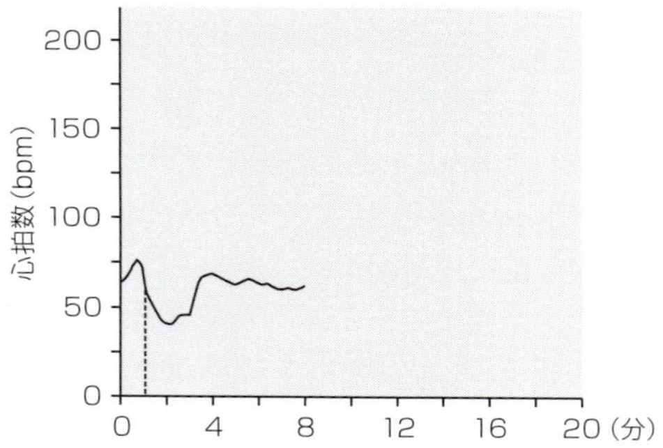

②電気生理検査でBHブロックを認め，ヒス束以下のブロックであることからペースメーカー（DDD）を植込む．再びペースメーカー植込み後に運動負荷試験を施行（**Fig 5**）．

設　定：lower rate 60 ppm，upper rate 120 ppm，A−V delay 100 ms，PVARP 275 ms，心室不応期 250 ms．あらかじめ A−V delay＋PVARP から 2：1 房室ブロックを起こす P 波興奮頻度を計算してみると 160 bpm となります．

Fig 5-a

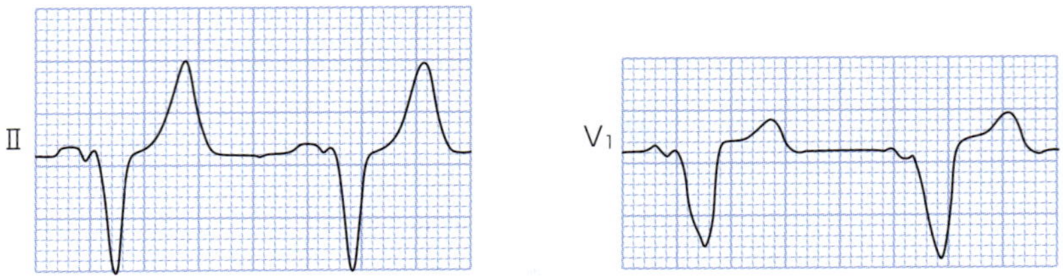

Fig 5-b

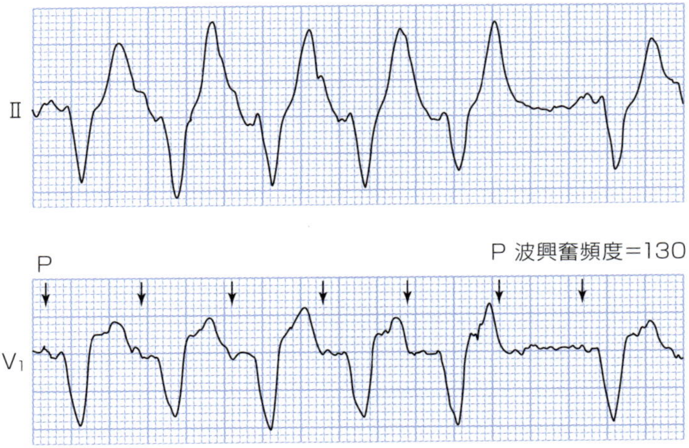

検査前：心拍数70 bpm，自己のP波に追従する心室刺激がされています（**Fig 5-a**）．

運動開始後：Modified Bruceプロトコール7分過ぎよりP波興奮頻度が120 bpm以上になりupper rateに達したため，見かけ上Wenckebach型第Ⅱ度房室ブロックが出現し，心拍数は120 bpmを超えません（**Fig 5-b**）．運動を継続させると，Modified Bruceプロトコール8分で息切れが出現したため検査を終了しました．このときのP波興奮頻度は130 bpmであり，運動耐容能を考えて，ペースメーカーの設定を変更（upper rate 140 ppmへ）して退院となりました．

③ペースメーカー植込み約1年後に再びトレッドミル負荷試験施行（**Fig 6**）.

Fig 6

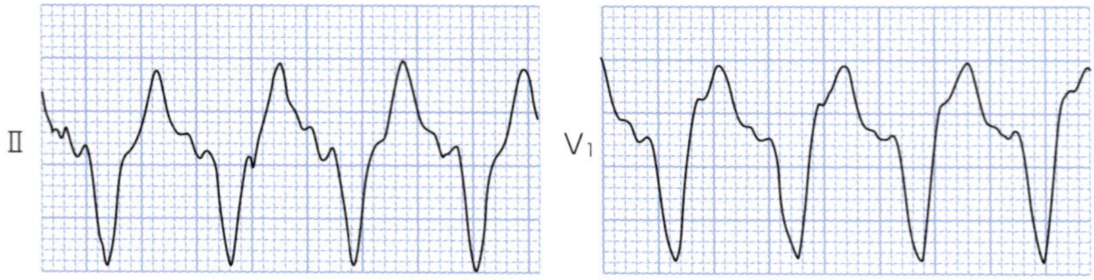

運動開始後：自己のP波に追従して心室刺激が行われ，Modified Bruceプロトコール5分10秒で息切れ・足の疲れが生じ，検査を終了しました．
このときのP波興奮頻度は136 bpmで，upper rateの設定である140 ppm以下であり，房室ブロック様の所見を生じることもなく検査を終了しました．

- ペースメーカー植込み後，入院中にupper rateの設定が適切かどうかのチェックを行うために運動負荷試験を行うケースは多くなっています．症例4では，最高運動時のP波出現頻度に合わせて微調整を行い，upper rateを変更したわけです（**Table 1**）.

Table 1

basic parameters	
mode	DDD
base rate	60 ppm
max track rate	140 ppm
2：1 block rate	160 ppm
A-V delay	100 ms
P-V delay	100 ms
rate resp. A-V/P-V delay	Off
shortest A-V/P-V delay	70 ms
ventricular refractory	250 ms
atrial refractory（PVARP）	275 ms
rate resp. PVARP/VREF	Off

MEMO

【BHブロック】

房室ブロックは房室伝導がどの部位で傷害されているかによって3つに分けられるが，これは臨床電気生理検査で診断する．

- AHブロック：房室結節内での伝導ブロック
- BHブロック：ヒス束内での伝導ブロック
- HVブロック：右脚・左脚からプルキンエ線維での伝導ブロック

一般的にBHブロック，HVブロックの予後は不良であり，ペースメーカーの植込み適応と考えられている．

Point

- 運動に伴う症状がある場合には運動負荷試験を行い，各患者さんに適合した設定に調節する．

AAIR，VVIR，DDDR

- レート応答型のペースメーカー（AAIR, VVIR, DDDR）が必要となるのは，自己のP波やQRS波の運動に対する上昇反応が低く，運動が激しくなっても自分自身で心拍数を増加させることのできない患者さんです．具体的には，洞機能不全症候群，徐脈性心房粗細動の患者さんが該当します．最近では，心房粗細動で薬物による心拍数のコントロールができず，心不全を起こしたり動悸などの症状がきわめて強い場合には，人工的に房室伝導を焼き切って（カテーテルアブレーション），ペースメーカーで心拍数をコントロールする治療法が行われますので，そのような患者さんも該当します．
- このようなペースメーカーを装着した患者さんにおける運動負荷試験の目的は，運動に伴って適切に心拍数が上がるかどうかを知ることですが，「適切」とは各患者さんによりさまざまです．心電図だけから判断することは避けて，運動中に動悸がないかどうか，息切れがないかどうか患者さんによく聞くようにしましょう．動悸がある場合には，rate-responseが急峻（少し動くと急峻に心拍数が上がる設定）である可能性を考慮しましょう．逆に，息切れがある場合にはrate-responseが浅い（動いても心拍数が上がりにくい）可能性を考慮する必要があります．

Point

- rate-response 機能つきペースメーカーを装着した患者さんでは，運動中の問診は欠かせない！

❖ ここでは，レート応答型のペースメーカーが運動でどのように作動するかを例示しておきます．

症例 5

【81 歳男性，徐脈性心房細動で VVIR を植込む（Fig 7，Table 2）】

Fig 7-a

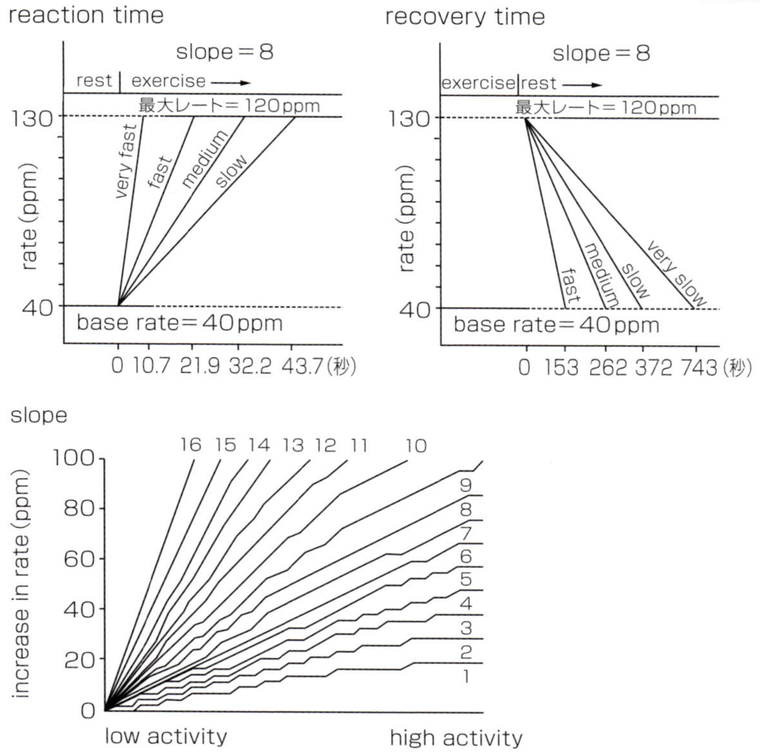

Fig 7-b

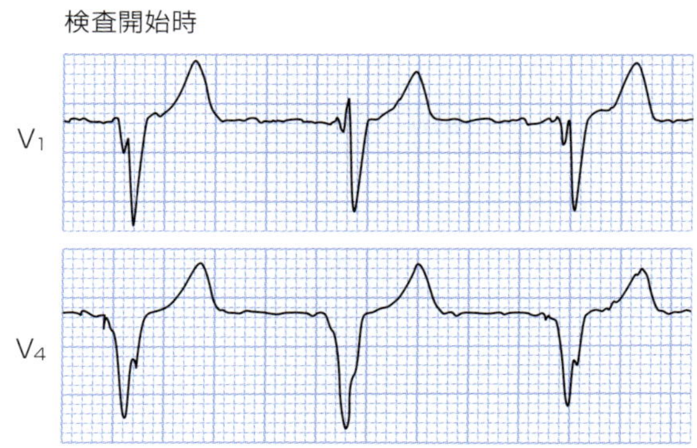

Fig 7-c

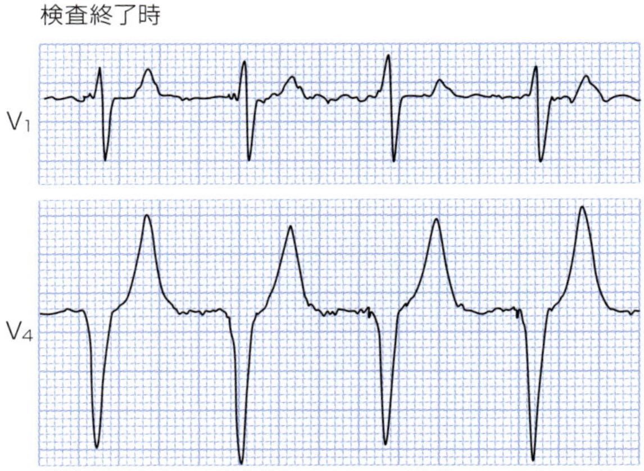

設定：lower rate 70 ppm，最大レート（max sensor rate）120 ppm，体動感知の程度を示すslopeは8，reaction time はfast（**Table 2，Fig 7-a**）でした．細かな設定条件になっていますが，lower rateが70 ppm，体動を8というレベルで感知し，その体動に応じてfast（速く）反応させながら刺激頻度を増加させますが，最大限120 ppm以上には刺激しないという設定です．

検査開始時：自己波形は見られず，70 ppmで心室刺激がされています（**Fig 7-b**）．

Table 2

basic parameters	mode base rate hysteresis rate rest rate ventricular refractory	VVIR 70 ppm Off ppm Off ppm 300 ms
sensor parameters	sensor threshold meas. average sensor slope reaction time recovery time max sensor rate	On Auto（＋0.0） 2.1 8 fast medium 120 ppm

運動開始後：足の疲れのため，Modified Bruceプロトコール5分で運動負荷試験を終了しましたが，息切れや動悸はありませんでした．運動中には徐々に心室刺激頻度が上昇し，最終的に82 bpmまで心拍数は上昇しています（**Fig 7-c**）．年齢からみて，現在の設定は妥当であろうと判断しました．

症例6

【44歳男性，心拍数のコントロールが薬物で困難だった心房細動例】

症例6は，心房細動の心拍数を薬物でコントロールしていましたが，心拍数の適切なコントロールが困難であり，100 m程度の歩行で息切れが生じるようになった例です．

①心肺運動負荷試験を自転車エルゴメーターで実施（**Fig 8**）．

安静時：基本調律は心房細動で平均心拍数100～105 bpm（**Fig 8-a**）．

運動開始後：0 Wのウォーミングアップ4分で心拍数は200 bpmまで上昇し，息切れが出現して検査を終了しました（**Fig 8-b，Fig 8-c**；心拍数トレンド参照）．一方，この状態で安静時平均心拍数は40 bpm以下まで低下するため，薬物でのコントロールはきわめて困難であると判断し，人工的に房室伝導をカテーテルアブレーション法で焼灼したうえで，ペースメーカーにより心拍数をコントロールする治療法が行われました．

Fig 8-a

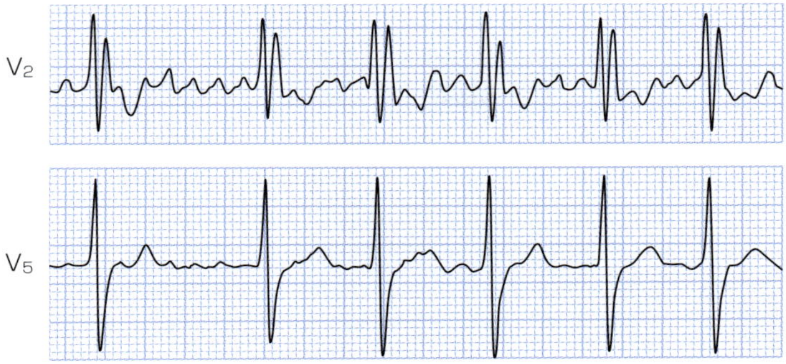

Fig 8-b

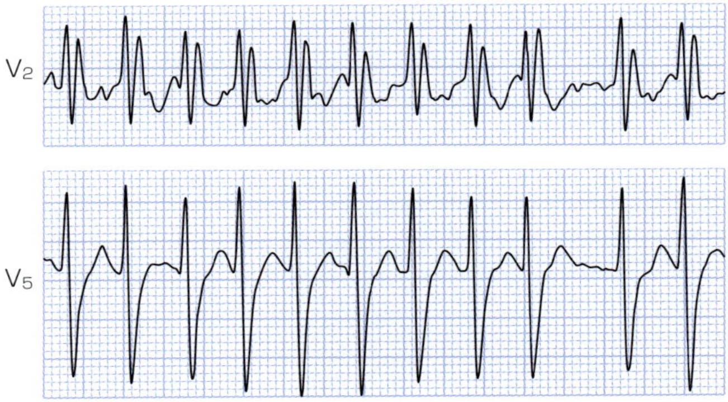

Fig 8-c

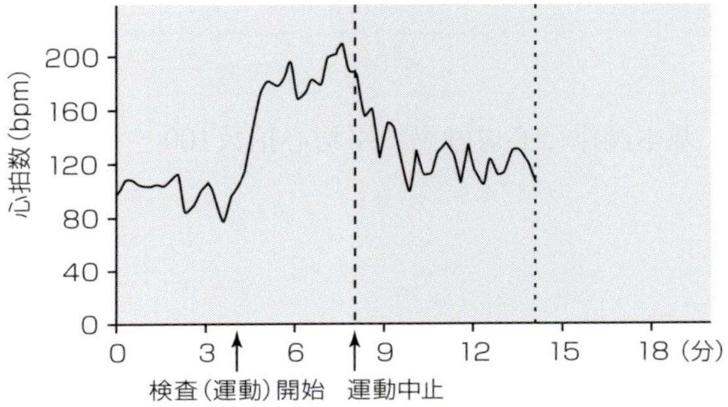

②ペースメーカーVVIRを植込み後，再び心肺運動負荷試験をトレッドミルで施行（**Table 3**，**Fig 9**）.

設定：VVIR lower rate 60 ppm，最大レート120 ppm，心室不応期300 ms，体動感知の程度を示すslopeは4，reaction timeはslow（**Table 3**）．最低60 ppmで刺激しますが，体動を4のレベルで感知し，それにslow（ゆっくり）というレベルで反応しながら刺激頻度を増加させ，最大120 ppmまで増加させるという設定です.

安静時：基本調律は心室ペーシングリズムで心拍数は60 bpm（**Fig 9-a**）.

運動開始後：約9分（4.2 km/時間16.3%）まで体動に伴って心拍数は徐々に116 bpmまで上昇し，最終的に息切れはなく足の疲れで検査を終了しました（**Fig 9-b**）．このような治療により運動耐容能は著明に改善したことになります．また，このペースメーカー設定は適切であろうと判断されます.

Table 3

basic parameters	mode base rate hysteresis rate ventricular refractory	VVIR 60 ppm Off ppm 300 ms
sensor parameters	sensor max sensor rate slope reaction time fast response recovery time	On 120 ppm 4 slow Off slow

Fig 9-a

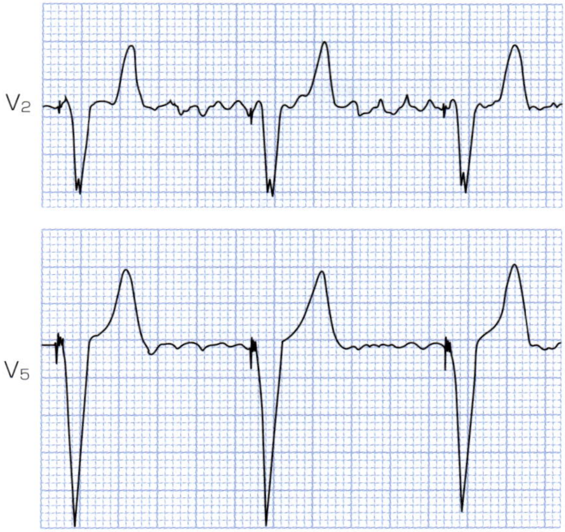

Fig 9-b

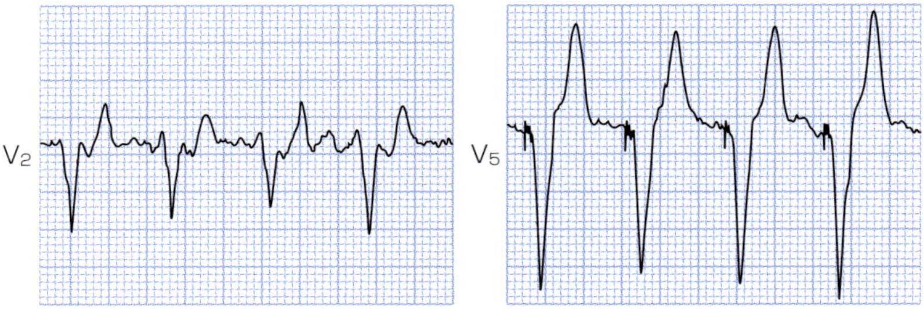

D 植込み型除細動器を装着した患者さんにおける運動負荷試験

- 運動負荷試験で注意しなければならない患者さんとして，これまで述べてきたペースメーカー以外にも，植込み型除細動器（implantable cardioverter defibrillator：ICD，Ⅵ章参照）が装着された患者さんがいます．
- ICDは，常に心臓の電気活動をモニターしながら，心室頻拍や心室細動の出現を感知しています．実際にこれらの不整脈が出現したときには，電気刺激をしたり，電気ショックを加えたりして，自動的に救命する装置です．

MEMO

【危険な不整脈】

- **心室頻拍**

  心室の中で異常な興奮が高頻度（100/分以上）に生じる心室性不整脈．高い心拍数の心室頻拍では心拍出量が著明に減少し，生命に危険が及びます．
- **心室細動**

  心室が高頻度，不規則に興奮し，心拍出量がなくなる不整脈で，突然死の原因と考えられています．

- ICDが危険な不整脈を感知する手段として用いているのが心拍数です．したがって，ある設定された心拍数を超えた時点で，それを心室頻拍，もしくは心室細動として認識し，救命のための操作を開始するように設定されているのです．ですから**安易に運動させて心拍数を増加させすぎると，ICDが心室性不整脈と誤認識してしまう可能性があります．**必ず，運動負荷試験の前にICDに設定された心拍数を確認し，その心拍数を超えないように運動を中止するタイミングを考える必要があります．
- 次の例は，運動を中止するタイミングが遅れたために，心拍数が増加しすぎてICDの誤認識を生じてしまった例です．筆者としては恥ずかしい経験ですが，認識をきちんともってもらうために，お見せすることにします．
- 運動に伴う洞頻脈を心室頻拍と認識し，電気刺激が作動しています．その結果さらに心拍数の高い上室頻拍が誘発され，心室細動と誤認識されて電気（DC）ショックまでもが作動しています．

症例 7

【57歳男性，陳旧性心筋梗塞】

- 心室頻拍がありICDを植込む（**Fig 10**）．

Fig 10-a

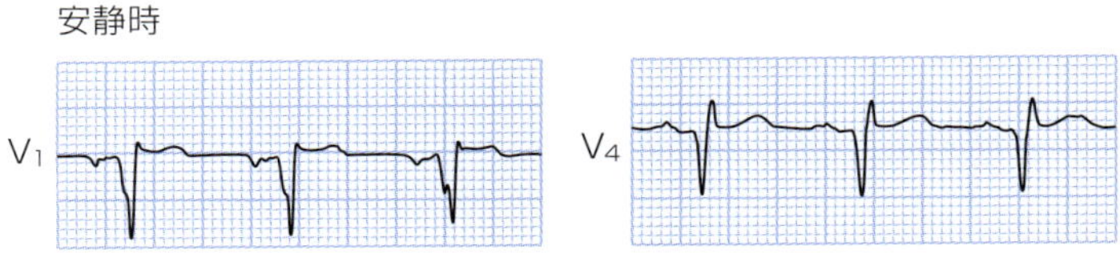

Fig 10-b

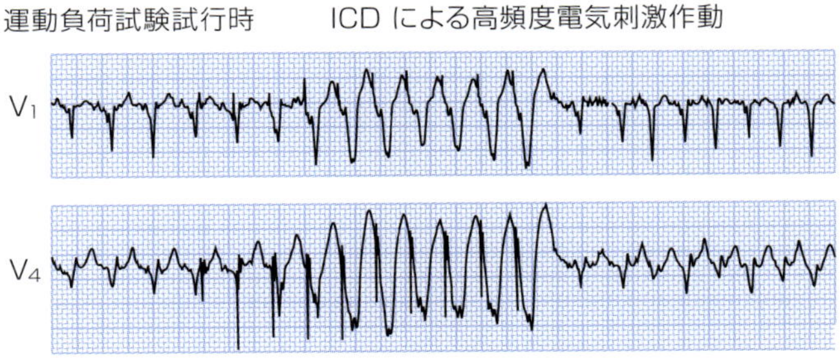

Fig 10-c

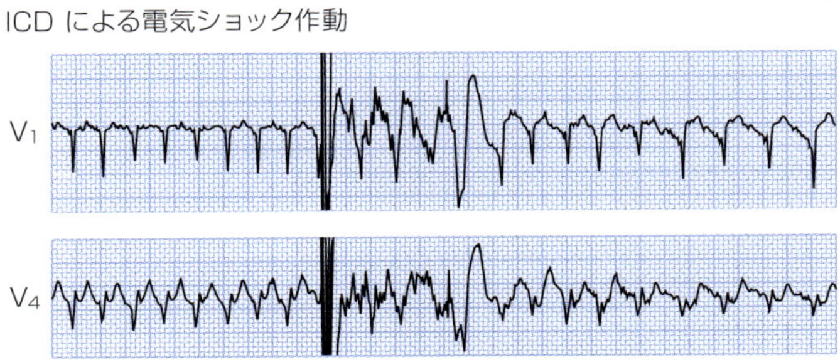

ICDの設定（Ⅵ章参照）

・心室頻拍に対する操作：180～200 bpm の心拍数を呈したときに心室頻拍と認識し，高頻度電気刺激による停止を図る．

・心室細動に対する操作：200 bpm 以上の心拍数を呈したときに心室細動と認識し，電気ショックを作動させる．

・安静時：基本調律は洞調律 90 bpm（Fig 10-a）．

- 心肺運動負荷試験を自転車エルゴメーターで施行時，運動負荷 10 分 54 秒（129 W）で，心拍数が 187 bpm に上昇しました．このとき ICD は 180 bpm 以上の心室頻拍と認識し，高頻度電気刺激をしています（Fig 10-b）．その結果，心拍数 230 bpm の上室頻拍が誘発され，心拍数が 200 bpm 以上となったため，これを ICD は心室細動と認識して電気ショックを作動させています（Fig 10-c）．これらはすべて患者さんの意識のある状態で行われているので，大きな苦痛を負わせてしまうことになりました．患者さんには謝罪すると同時に，検査関係者の大きな反省材料となった例です．
- このように，ICD は設定された心拍数以上になると危険な不整脈と認識して，治療しようとさまざまに作動します．運動負荷試験を行う場合は，ICD が作動する心拍数の設定を必ず確認してから行い，ICD に設定された心拍数以上にならないように，早めに運動負荷試験を中止する必要があります．

Point

- ICD を装着した患者さんの運動負荷試験では，絶対に ICD 機器が作動する心拍数を超えさせてはならない！

MEMO

最近の ICD 機器は「不整脈鑑別機能」により，心室頻拍か上室頻拍かを識別する精度が改善しているが，まだ完全に識別できるわけではなく，運動負荷試験を行う際に ICD 機器が作動する心拍数を超えないように注意することに変わりはない．

V

心室刺激をしないようにする設定を知っておこう！

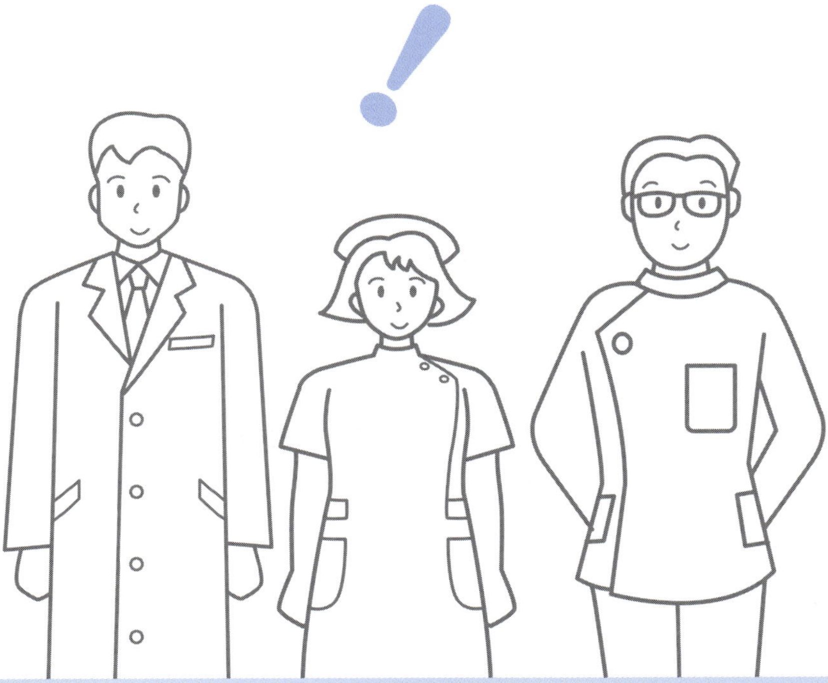

A ペーシングモード自動変更型

- 洞不全症候群患者において，心室刺激率が高ければ高いほど心不全および心房細動の発生率が高くなると報告されています[1)]．不必要な心室刺激を避けることは電池の消耗を防ぐことにもつながります．そこで，心室刺激をできるだけ抑制する機能がペースメーカー機能に追加され始めました．各製造会社によってその作動様式が違いますが，大きく分けて「ペーシングモード自動変更型」と「A-V delay 自動延長型」の2つの機能があります．どのような設定があるのかを実例から見てみましょう．

MVP（managed ventricular pacing）

- この機能は，不必要な心室刺激を減少することにより，自己伝導を促進することを目的としています．MVPモードでは，通常心室刺激はバックアップとしてスタンバイしているだけですが，房室（AV）伝導が認められなくなった場合，ペースメーカーはDDDRまたはDDDモードに切り替わります．定期的にAV伝導のチェックが行われ，AV伝導の回復が認められるとペースメーカーはAAIRまたはAAIモードに戻ります．

症例 1

【84歳男性】

- **診断名**：洞不全症候群
- **主訴**：起床後，歩き出すと胸が痛い
- **製造会社**：Medtronic
- **機種名**：ADAPTA
- **設定モード**：AAI⇔DDD
- **設定レート**：60～130 ppm

- AAI⇔DDDはMVPモードであることを示し，基本はAAI作動ですが，房室伝導が認められない場合，DDDの作動に切り替わるという意味です．
- 虚血性心疾患の精査目的で核医学検査（RI）アデノシン薬剤負荷試験を施行しました．
- 薬剤負荷試験施行中に第Ⅱ度房室ブロックが出現し，MVPモードが作動

Fig 1-a

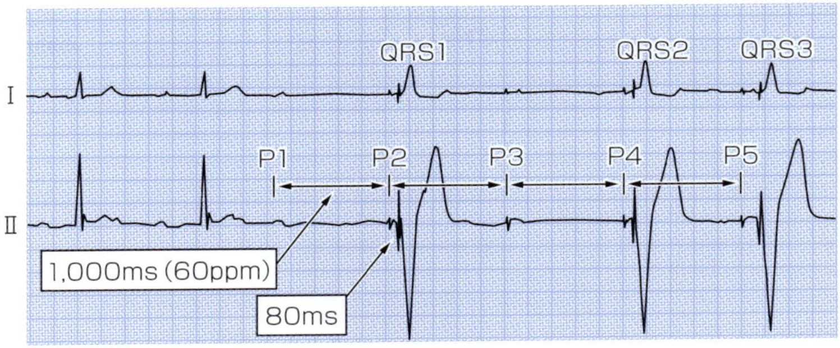

Fig 1-b

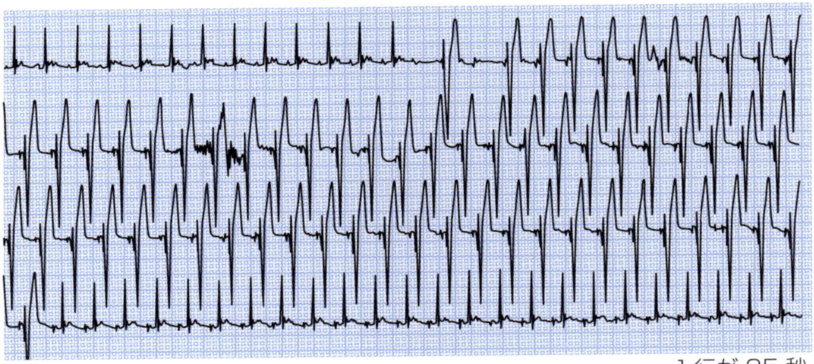

1 行が 25 秒

しました．

- **Fig 1-a** の4つのP波（P1～P4）のうち，P1とP3の後にはQRS波が出現していません．P5からDDD作動（心房刺激＋心室刺激）に切り替わっています．このように，4つのP波（自己のP波，または心房刺激）のうち，2つのP波に房室伝導を認めずQRS波が出現しなかった場合，DDD作動に切り替わるのがMVPモードです．この例ではP1以降，房室伝導を認めず自己のQRS波が出現していないため，バックアップ機能が働き，心室刺激が行われました．心室刺激が行われるタイミングはlower rateに相当する時間間隔＋80ms後と決められています．この例ではP1から1,000ms（60ppm）＋80ms＝1,080ms後に心室刺激が行われています．QRS1とQRS2はバックアップペーシング，P5以降はDDD作動に切り替わっているため，QRS3はP5（心房刺激）に追従し，心室刺激が見られます．

- DDDモードに切り替わった1分後に房室伝導のチェックが行われます．**Fig 1-b**に示すように1拍の房室伝導のチェックが行われ，房室伝導の回復が認められるとペースメーカーはAAIモードに戻ります．

SafeR

- この機能も基本的にはAAIモードを維持するように働きます．いろいろなパターンがありますが，その中のひとつを症例から見てみましょう．

症例 2

【62歳男性】

- **診断名**：ブルガダ症候群，洞不全症候群，3束ブロック，心室頻拍，心室細動．不整脈をチェックする目的でホルター検査を施行した．
- **製造会社**：SORIN GROUP　● **機種名**：OVASIO DR植え込み型除細動器　● **設定**：SafeR-R　● **設定レート**：50～130ppm

- SafeR-Rの意味は，AAIR⇔DDDR，つまりAAIRとDDDRが必要時に切り替わるという意味です．

Fig 2

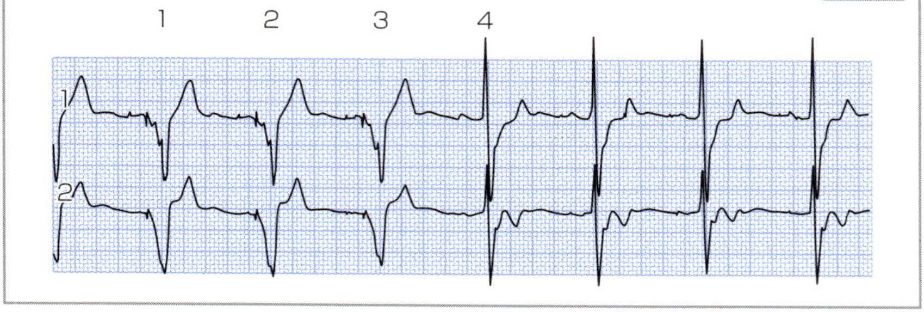

- **Fig 2**の3拍目と4拍目を見てみると，DDDRモード（心房刺激＋心室刺激）が突然，AAIRモード（心房刺激＋自己のQRS）に切り替わっています．これは，DDDRモードで100サイクルごとに房室伝導がチェックされ，房室伝導が再開した場合にAAIRモードに変換される機能が作動したことを示す心電図です．

B A-V delay 自動延長型

VIP（ventricular intrinsic preference）心室自己心拍優先機能

- VIPは，MVPやSafeRとは少し違い，A-V delayを延長することで自己伝導を維持しようとする機能です．自己のQRS波をできるだけ温存する特殊機能のヒステリシス（p60参照）をA-V delayに応用したバージョンと考えられます．

症例3

【45歳女性】
- **診断名**：高度房室ブロック
- **製造会社**：St. Jude Medical
- **機種名**：ZEPHYR
- **設定**：DDD
- **設定レート**：60～130ppm
- **A-V delay**：p-250ms，s-200ms
- **VIP**：200ms

- VIP 200msは，プラス200msまでA-V delayを延長させることを意味します．
- この設定は，心房刺激が行われた場合は，450ms（＝p-250ms＋200ms）までA-V delayを延長，自己のP波を感知した場合は，400ms（＝s-200ms＋200ms）までA-V delayを延長して，自己QRS波の出現を待つことを意味します．
- **Fig 3-a**の4拍目に第Ⅱ度房室ブロックが出現しています．通常は，自己のP波に同期してA-V delay 200msで心室刺激するはずですが，VIP機能が作動し，自己のP波出現後にA-V delayを自動的に400msまで延長し，自己のQRS波形が出現するのを待ちますが，出現しないため心室刺激が見られています．
- この患者さんは，突然心拍数が100～110bpm（持続時間は長くても4分程度）になることがあり，その症状が気になると診察時に訴えられ，ホルター心電図とトレッドミル運動負荷試験を行っています．ホルター心電図

Fig 3-a

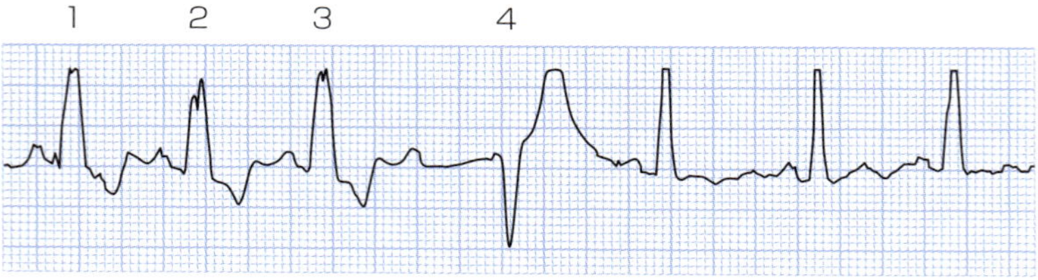

Fig 3-b

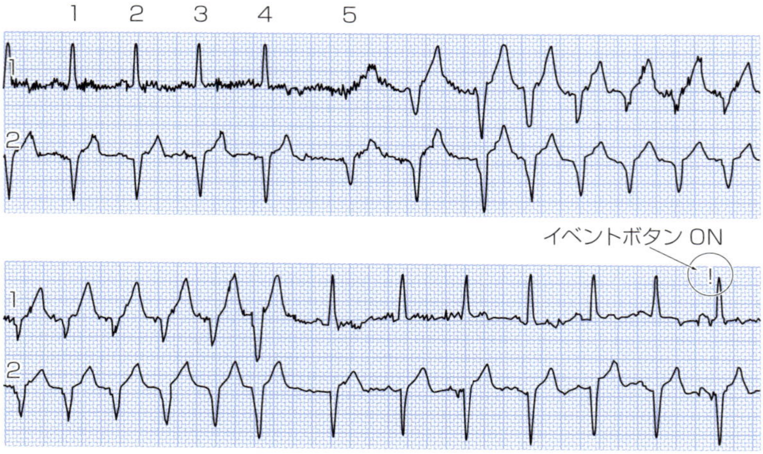

記録中にいつも感じている症状がありました（**Fig 3-b**）．心拍数115 bpmで心室刺激が続いて見られます．ノイズがあり，P波がわかりにくいのですが，**Fig 3-a**と同様に4拍目の後に第Ⅱ度房室ブロックが出現し，VIP機能が作動しています．その後に逆行性のP波が出現し，PMTを起こしていることが判明しました（PMT：pacemaker-mediated tachycardia，p66参照）．

- 同様の症状がトレッドミル運動負荷試験施行時にも見られました（**Fig 3-c**）．4拍目の後に早期性のあるP波（心房性期外収縮）が見られ，それに追従してVIPが作動し，心室刺激が見られています．V_1～V_2を拡大してP波を確認してみると，5拍目の心室刺激の後に逆行性のP波が出現し，そ

Fig 3-c

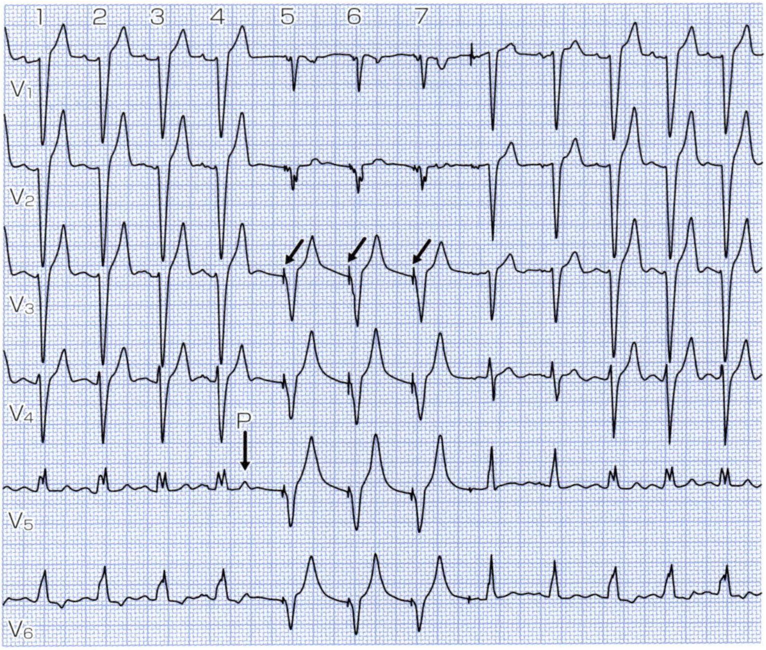

のP波に追従して6拍目の心室刺激が出現していることがわかります．つまり，PMTを起こしていることがトレッドミル運動負荷試験からも確認されました．7拍目の心室刺激の後に見られるP波はPVARP内に入ったため，3拍でPMTは停止しています（**Fig 3-d**）．

- 症状時の心電図がホルター心電図とトレッドミル運動負荷試験で確認できたため，診察時にPVARPの設定を延長することで，症状の出現はなくなりました．

Fig 3-d

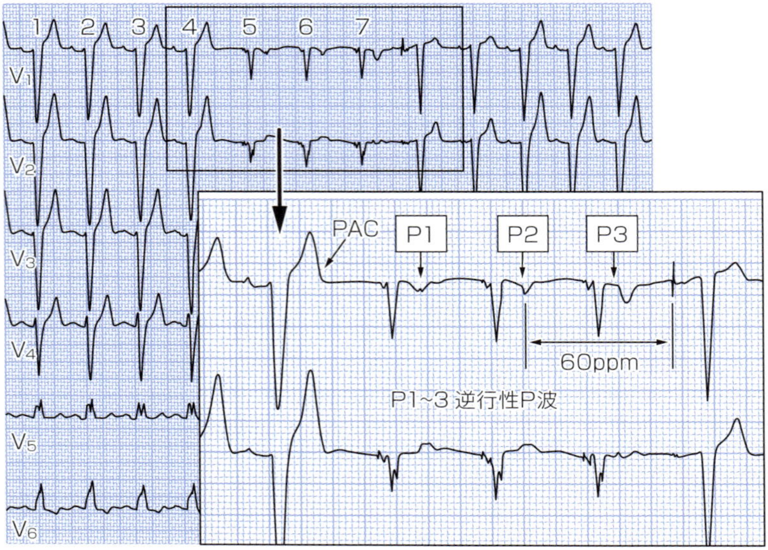

Point

- 心室刺激をできるだけ抑制する機能には，大きく分けて「ページングモード自動変更型」と「A-V delay自動延長型」の２つがある．

MEMO

ペースメーカーは日々進化している．

Ⅲ章DのPoint（p59）で，「心電図所見の規則性を見つけよう！規則があればペースメーカーの特殊機能と考えよう！」と記載した．

「心室刺激をできるだけ抑制する機能」にも規則性はある．しかし，この規則性を見つけることは，これまでのペースメーカー心電図の解析に比べて困難だと感じてしまう人が多いだろう．とはいえ，医用工学の発展により，近い将来さらに見慣れないペースメーカー作動様式が新しく出現する可能性は高い．そのとき重要なことは，その見慣れぬ作動を正しく言葉で表現すること，そして，その作動によって患者に症状が出現したのかを確認することの2つに限られると思う．たとえば「症例2」（p.100）では，ホルター判読時，まだこのSafeR機能そのものを知らなかった．そこで，「A-V delayの延長（A-V delay＝260ms）がみられた」と通常の設定では説明できない現象がみられたことを報告書に記載し，同時にその作動による症状はなかったことも伝えた．一方で，「症例3」（p.101）ではVIP 機能が作動したことでPMTが出現し，患者さんはVIP作動時の違和感とその後の動悸を感じていた．これは「症例2」と大きく異なる点で，同じような作動様式でも医療介入を要する場合とそうでない場合があることを教えてくれる．

長い間ペースメーカー心電図の解析をしていると，見慣れない作動に出遭ったら，まずその作動によって患者さんに症状がないかどうかを確認することから出発するようになる．なぜならそれが一番重要だからである．医療介入は患者さんに行うものであり，心電図に対して行うものではない．作動時の心電図そのものを解析するのは，後からゆっくりでも構わないのである．

参考文献

1）Sweeney MO, Hellkamp AS, Ellenbogen KA, et al：Adverse effect of ventricular pacing on heart failure and atrial fibrillation among patients with normal baseline QRS duration in a clinical trial of pacemaker therapy for sinus node dysfunction. Circulation 107：2932-2937, 2003.

VI

ペースメーカーの一歩上の知識

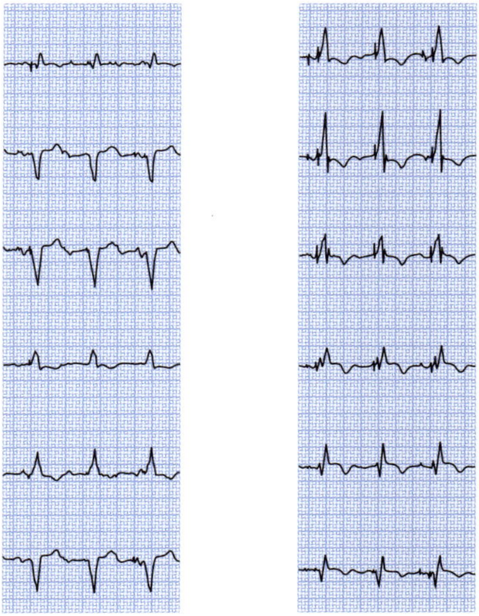

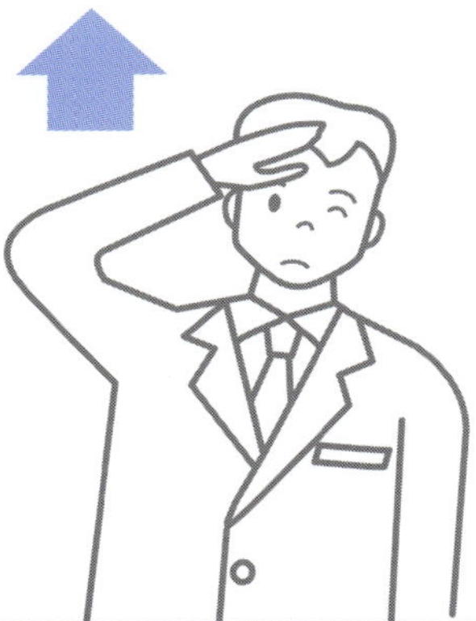

A 電磁波障害

- これまでペースメーカー心電図の読み方について述べてきました．最後のⅥ章ではペースメーカーに関する最新の話題について，ワンポイントレッスン風に記したいと思います．勉強というより肩の力を抜いて気軽な気持ちで読んでください．
- ペースメーカーを含む医療機器の進歩はめざましいものがあります．新しいものにも気後れせずついて行こうとする気持ちが大事ですが，ここでは電磁波障害について解説します．

ホルター心電図記録に際して

- 電車の優先席付近に掲示してある「携帯電話の電源をお切りください」という表示を見たことがありますか？　この表示は，私たちが住んでいる環境に多くの電磁波を発生する電気機器があふれていることを教えてくれます．
- 心電図は心臓の電気現象を体表面から記録しようとする検査ですから，ある程度周囲の電磁波の影響を受けてしまうことは避けられません．日常の臨床でもきれいに心電図を記録できなかった経験のある方は多いだろうと思います．可能な限り，電磁波の影響を受けない環境の中で記録するように心がけるのが一番なのですが，なかなかそのようにできない場面もあります．
- たとえば，ホルター心電図検査などはその典型例ともいえます．なにしろ病院の外，つまり一般の環境の中で心電図を1日中記録しようとする検査だからです．皆さんの施設では，ホルター心電図装着中の注意点をどのように患者さんに説明していますか？　当院ではTable 1の3点を忘れずに説明するようにしています．

MEMO

【ホルター心電図への携帯電話の影響】

ホルター心電図を装着する際，患者さんから「携帯電話は大丈夫ですか」とよく質問される．電磁波障害の原因として注目を浴びている携帯電話は患者さんが気になることのようである．実際はどうなのかを試してみた．

ホルター記録器の上に携帯電話を置いて着信させたり，通話したりしてみたところ，まったく影響がなかった．

いろいろな携帯電話の種類があるが，影響があったホルター心電図は今まで確認できていないので，携帯電話はそれほど影響を与えないと考えている．

Table 1

【ホルター心電図検査時の注意点：電磁波の影響に注意しよう】

①電極・ホルター記録器が濡れないように，お風呂・シャワーは避けてください（水分は電気を通す伝導体のため，周囲の電磁波の影響を受けやすくなります．ただし，最近お風呂・シャワーが可能な機種が主流になりつつあります）．

②肩こりに使用する低周波治療器や電気マッサージ機器は使用しないでください．

③電気毛布を使わないでください．使用する際はまず暖めておいて，お布団に入る前に電源を切るようにしてください．また，電子カーペットで横にならないでください．

②，③はホルター心電図に影響を及ぼす電磁波障害です．以前，電気毛布による影響と思われるハム（交流波）が心電図に混入し，分析不可能な部分も出た症例がありました．

このホルター心電図検査時の注意に象徴されるように，われわれの世界は電磁波だらけです．ペースメーカーもホルター心電図と同じように心電図をモニターし続けている機械ですから，当然周囲の電磁波の影響を受けてしまうことは忘れてはいけません．このように，周囲の環境に存在する電磁波の影響でペースメーカー作動に障害が生じる場合のことを「電磁波障害」と呼んでいます．

電磁波障害とは

電磁干渉

ペースメーカーにおける電磁波障害とは，電磁干渉（EMI = electro magnetic interference）によるものです．すべての電気機器は作動時に何らかの電磁波を周囲に発生しています．この電磁波は，周囲環境の電界，磁界に変化を及ぼします（電界とは一般的に電気の力が及ぶ範囲，磁界とは磁力の及ぶ範囲と考えてください）．このような電界，磁界の変化が，その場所に置かれた別の電気機器の動作に影響を及ぼすことがあります．このように，ある電気機器の作動が周囲の電気機器の作動に影響を及ぼすことを，電磁干渉と呼んでいます．

電気的雑音

- ペースメーカーにおける電磁干渉の発生のメカニズムは，電気機器が人体へ与える影響が電気的な雑音になってしまうことが主な発生原因と考えられています．人体のおよそ70％は水分ですので，電気伝導体といえます．ここに電磁干渉，つまり周囲の電気機器の作動により大きな電磁波が発生すると，人体に電気的雑音が発生します．ペースメーカーは，この電気的雑音を心臓の電気現象なのか，電磁干渉なのかを区別することができず，結果として心臓への正しい電気刺激を出すことができなくなるのです．

Point

- 電気機器の作動により人体に電気的雑音が生じてしまうことがある．これはペースメーカー誤作動の原因となる．

- 電気的雑音は大きく次の3つに分けられています．

①伝導電流：人体に直接電流が流れる場合のことをいいます．低周波治療器や体脂肪率計，電気風呂がこれにあたります．また冷蔵庫・電子レンジ・洗濯機などはアースが設置されていない場合，人体が触れたときに直接電流が流れてしまうおそれがありますが，これもこの伝導電流になります．

②変動磁界：身体に磁力線を浴びせられた場合に生じる電流のことを指します．コイルに対して磁力が働くと，そのコイルに電流が発生することは電磁誘導（「ファラデー（Faraday）の法則」という言葉が記憶にあるでしょうか？）として知られている現象です．人体に磁界の変化が生じると，ペースメーカーや植込み型除細動器（ICD）のリード線がコイルとなり，発電機と同じ原理で電流が起きてしまいます．大電流の溶接機，全自動麻雀卓，電磁調理器，IH炊飯ジャーなどはこのような現象を引き起こす可能性があります．

③高圧交流電界：人体が高圧交流電界に曝されたとき，体内の電子やイオンが振動することで人体に電流が流れたのと同じ現象が起きてしまい

ます．山間部の高電圧送電線の近くがその場所にあたります（市街地の送電線は電圧が低く抑えられているので問題はありません）．

Point

- 電気的雑音の種類には，①伝導電流，②変動磁界，③高圧交流電界などがあるが，どれもペースメーカーの誤作動の原因となる！

電磁波に関する注意事項

- このような電磁干渉が生じる可能性のある電気機器については，ペースメーカー植込み時にあらかじめ患者さんに知っておいてもらう必要があります．患者さんに渡されるペースメーカーに関する説明書やペースメーカーに記載されている電磁波に関する注意事項をTable 2にまとめます．

Table 2

【患者さんに知っておいてもらいたい電磁波に関する注意事項】

- 危険なもの
  - ・漏電している電気機器：感電により，誤動作を起こすことあり
- 気をつけなければいけない場所・機器
  - ・電磁波を発生する場所：誘導型溶鉱炉，誘導型溶解炉，高周波ビニール溶着機，電気系溶接，発電施設，レーダー基地，高圧電線の下
  - ・体に通電または強い電波を発生する機器：電気風呂，肩こり治療器などの低周波治療器，高周波治療器，医療用電気治療器［核磁気共鳴検査装置（MRI※），CT装置，高電位治療器，歯根治療器，歯髄診断器］，磁気マット，筋力増強用の電気機器，体脂肪計，全自動麻雀卓など
  - ・磁石：磁石をペースメーカー本体の上に当てないこと，磁気ネックレス，磁気マット，磁気枕などを直接ペースメーカー本体の上に貼るもしくは近づけることは避ける．
  - ・携帯電話（PHSおよびコードレス電話を含む）：携帯電話本体から15cm以上離して使用．
  - ・IH炊飯器やIH調理器（電磁調理器）：IH（Induction Heating）は電磁誘導加熱の略称で，発熱の仕組み上，使用中に電磁波を発生する．保温中のIH炊飯器には手が届く範囲内に近づかない．
  - ・商店に設置されている盗難防止装置，空港などの金属探知機：真ん中を普通の速度で通り抜ければ健康被害には至らない．立ち止まったり待ち合わせをする場合は，ゲート幅以上の距離をとること．空港のハンディタイプの金属探知機は体に直接押しつけるので注意が必要．

（Table 2のつづき）

・車：エンジンをかけた車のボンネット（自動車のエンジンがかかっている状態では磁力線が出ている），電気自動車の急速充電器，キーを差し込む操作なしでドアロックの開閉やエンジン始動・停止ができるシステム（いわゆるスマートキーシステム）を搭載している自動車のアンテナ部から22cm以上離す，また駐車中の車に寄りかかったり密着したりしない．停車中の車内に残る場合には，携帯キーを車外に持ち出さないようにしてもらう．

●使用しても心配のない機器（ただし，カチカチと頻繁に電源スイッチを入れたり，切ったりしない）

・電気製品：電気カーペット，電気敷布，電子レンジ，電気毛布，テレビ，ホットプレート，エアコン，空気清浄機，加湿器，電気コタツ，電気洗濯機，電気掃除機，トースター，ミキサー，ラジオ，DVDプレーヤー，ブルーレイディスクプレーヤー，ハードディスクレコーダー，コンピューター，無線LAN，コピー機，ファックス，補聴器など

（電気毛布などは普通に使用している限り影響を与えないと思われるが，長時間使用するものであり，できれば事前にふとんを温めておき，眠るときはコンセントを抜く方がよい）

※ペースメーカーの種類により一定の条件の下，MRI検査が可能（下記MEMO参照）

❖ 懇切丁寧なようにみえる注意ですが，必ずしも実用生活における注意とはそぐわない気もします．おおむね製品説明や使用にあたっての注意は，どの電化製品も同じように詳しすぎる傾向にあり，仕方ないのかもしれません．患者さんごとにその生活環境を聞いて，注意を促す必要があるかどうかを確認し，それに応じたアドバイスをするしかないようです．

MEMO

【MRI対応型ペースメーカー】

MRI（磁気共鳴画像装置）検査を条件付きで受けられるMRI対応型ペースメーカーが2012年から登場し，現在3社から発売されている．しかし，MRI検査を受ける前にMRI対応の機種であることを証明するカードの提示や，設定をMRI対応の設定に変更する必要がある．また，MRI検査実施可能な施設も限られているため，まだMRI検査を受けられる環境が十分に整ったとまでいえないのが現状である．

携帯電話

- 最後に皆さんがもっている携帯電話に注目して電磁波障害を考えてみたいと思います.「携帯電話は本体から22cm以上離して使用」が周知されていましたが, 平成25年(2013年)1月に総務省から「15cm」と新たな指針が出されました. 接近するとどのような影響が出るのでしょうか?
- 患者さんへの説明書を見てみると…次の3つがあげられています.
  - ①ペースメーカーパルス出力の抑制：ペースメーカーが心臓を刺激しなくなる
  - ②非同期ペーシング：心臓の自己興奮があっても刺激を出し続ける
  - ③ペーシングレートの増加
- そして, ただちに15cm以上離れれば影響は解除されるとあります.
- 以前の指針である22cmルールはどのように決まったのでしょうか?　不要電波問題対策協議会(現在の電波環境協議会)は平成9年(1997年)3月に「医用電気機器への電波の影響を防止するための携帯電話端末等の使用に関する指針」を出しています. そこで出された指針が22cm以上でした. その後, 平成14年(2002年)7月に厚生労働省医薬局より出された「医薬品・医療用具等安全性情報No.179」に「医用機器への電波の影響を防止するための携帯電話端末等の使用に関する指針について」が報告されています.
- 総務省において平成12年(2000年)度より毎年「電波の医用機器等への影響に関する調査研究」が実施され, 平成24年(2012年)7月25日以降にサービスが行われている方式の携帯電話端末による植込み型医療機器(心臓ペースメーカーおよび除細動器)への影響について調査がまとめられ, 平成25年(2013年)1月に新たな指針が出されました. それによると,「一部の植込み型医療機器について, 携帯電話から最長で3cm程度の離隔距離で影響を受けることがあったことから, 植込み型医療機器の電磁耐性(EMC)に関する国際規格を踏まえ, 携帯電話端末を植込み型医療機器の装着部位から15cm程度以上離すこと」と明記されています.
- 第17回日本心臓ペーシング・電気生理学会のシンポジウムでは「ペースメーカーの電磁波障害」について報告されています. 携帯電話が発する電磁波により, ペースメーカーが何らかの障害を受ける可能性が指摘されたのを受け, ペースメーカー利用者97例を対象に専門家による調査が行われました. 平均6ヵ月の観察期間中に, 携帯電話による自覚的なペースメーカーの不調が認められたものは9例(9.3%)ありましたが, 携帯電話による電磁波障害が証明できた例は1例もなく,「携帯電話による電磁干渉は実際にはまれである可能性が高い．携帯電話が周囲に存在することによる一種のプラセボ効果のような心理的影響で症状が生じた可能性も否定できない」と分析しています．

- このような報告もあり，ペースメーカーの技術も進んでいることから，最新のペースメーカーは携帯電話の影響をほとんど受けないと考えられますが，ペースメーカーや携帯電話の種類や状況によっては，まったく影響を受けないとは言い切れません．携帯電話をもっていない人のほうが少ない現在，あまり神経質になるのも得策ではないと個人的には感じています．これからペースメーカーを植込む患者さんには,「あなたのペースメーカーは携帯電話の影響を受ける可能性はほとんどありません」といって安心して必要な治療を受けていただくのも医療のひとつと思うからです．どうしても気になる患者さんには，「手のひら分離れていれば大丈夫」と不安を取り除く会話が重要と思っています．

Point

- 携帯電話によるペースメーカーへの影響については，さまざまな報告があり，15cm以上離すことが基本であるが，神経質になる必要がないことを患者さんに説明するのも重要である．

参考資料

1) ビデオ「電磁干渉って何ですか？　ペースメーカー・ICDにおける電磁干渉」，日本メドトロニック株式会社

2) 患者用ペースメーカに関する説明書「ペースメーカって何ですか？」，日本メドトロニック株式会社

B ICDってなに？

- 当院では，2012年に134件（電池交換も含む）のペースメーカーを植込んでいます．そのうち，植込み型除細動器（implantable cardioverter defibrillator：ICD）33件，両室ペーシング（cardiac resynchronization therapy：CRT，心臓再同期療法）18件と，今までお話ししてきたような目的とは異なるペースメーカーの植込みが目立ってきています．そこで，ICDやCRTはどんなペースメーカーなのか，どんな目的で使われるペースメーカーなのかを見ていきたいと思います．

ICDの適応

- 最近，自動体外式除細動器（automated external defibrillator：AED）の設置が駅構内などの公共施設で見られるようになりました．心臓突然死（sudden cardiac death：SCD）の半数以上は心室頻拍（VT），心室細動（VF）により発生し，初期段階で電気的除細動を行っていれば救命できたケースが多く含まれるといわれています．「AED」は一般の方にも使用できる電気的除細動器で，ニュースでも「AED」を使用することで救命できたことが報道されています．この「AED」の設置は画期的なことで，致死的不整脈を発生した患者さんにとって大きな朗報です．
- しかし，VTやVFの発作を起こす可能性があって将来危険であると診断された患者さんにとって，発作を起こす場所に常に電気的除細動器がある保障はないわけですから，いつも不安と隣り合わせで暮らしていかなくてはなりません．そのような患者さんに対する治療法として「植込み型除細動器」が開発されたのです．implantable cardioverter defibrillatorの頭文字をとって「ICD」と呼ばれています．ペースメーカーと同様に体内に植込む電気刺激装置です．日本での保険適用は1996年4月から行われ，以降，小型化・多機能化が進んでいます．
- ICDを用いる適応は，現在以下のように考えられています．

①血行動態の破綻するVT／VFの自然発作が1回以上ある

②薬物療法が無効

③薬物療法，アブレーション手術後も電気生理検査にてVT/VFが繰り返される

このように現在では，主にVT/VFの二次予防（一度VT/VFを起こした患者さんに対する突然死予防）として植込まれているのが実態です．虚血性心疾患の多い欧米では，心機能の低下した患者さんに限って一次予防目的（これまでにVT/VFを起こしていないが，今後起こす可能性の高い患者さんに対する予防措置）でも植込まれるようになっています．

Point

- ICDは，生じたVT/VFを停止させるための植込み型「AED」

ICDの仕組み

では，ICDとはどんなものなのでしょうか？　まず，実際のICD本体とリード線を見てみましょう（**Fig 1**）．

Fig 1

ICD本体とリード線

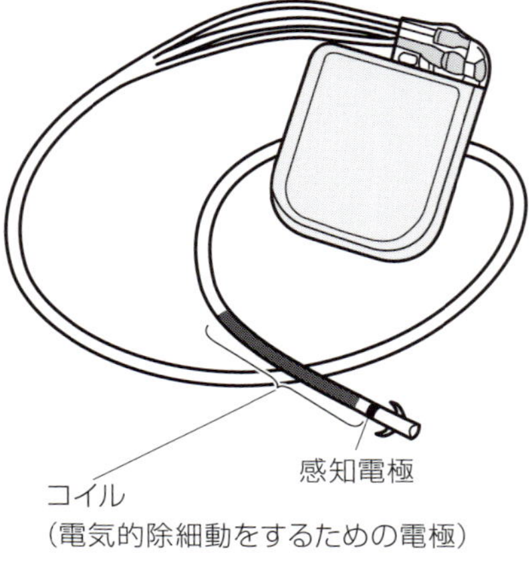

電気的除細動のための直流電流は，通常コイルがついたリード線とICD本体が2つの電極として機能し，この両者の間で電流が流れるようになっ

ています．当然，通常の徐脈に対するペースメーカーと比較して流される電流量は大きく，もし患者さんに意識がある場合は非常な苦痛を伴います．このことは，「誤作動」（VTやVFでないにもかかわらず，ICDによる治療が生じること）を生じたときの大きな問題点であり，場合によっては患者さんに精神的な障害を起こす原因にもなっています．

ICDの治療法

- では，ICDは何をするのでしょうか？　基本的にVT，VFを感知し，それを停止させるための治療を行う（**Table 3**）のですが，いくつかの停止方法がプログラムできるようになっています．

Table 3

【ICDの役割】

①心室頻拍（VT）への治療
　1）抗頻拍ペーシング（anti-tachycardia pacing：ATP）：VTに対し，頻拍周期よりもわずかに速いレートでペーシングし（オーバードライブペーシング），頻拍を停止させる．
　2）直流通電（カルディオバージョン：cardioversion）：1）で停止しなかった場合，QRS波に同期させた弱いショック通電により頻拍を停止させる．
②心室細動（VF）への治療
　・直流通電（除細動：defibrillation），強いショック通電によりVFを停止させる．
③徐脈治療
　①，②の治療時，VT/VFが停止した際に洞停止を起こすことがあり，その際通常のペースメーカー同様に心拍を確保するためのペーシングを行う．

Point

- ICDは，①VTに対するATPまたはcardioversion，②VFに対するdefibrillation，③徐脈に対するペーシング，の3種類の治療を行う．

- では，ICDはVTやVFをどのように感知するのでしょうか？　正確に感知しない場合は，誤った治療を施してしまう（誤作動）可能性があります．感知の方法は現在もさまざまな改良がなされていますが，基本的には心拍数でVT/VFを判定するプログラムが組まれています．Ⅳ章で運動負荷試験のICD例（p95）を取り上げましたが，この場合の設定も心拍数をもとに決められていました．

- たとえば，以下の設定では，心拍数が180 bpmを超え，VTと認識すると，抗頻拍ペーシング（anti-tachycardia pacing：ATP）治療に入ります．心拍数が200 bpm以上を超え，VFと認識すると直流通電されます．
    - VT zone：180 ～ 200 bpm
    - VF zone：200 bpm
- 徐脈治療に関する設定は，通常のペースメーカーと同様です．ICD設定表の一例を**Table 4**に示します．

Table 4

【ICD設定表】

therapy	VT 158 ～ 200 bpm	VF 200 ～ 500 bpm
1 2 3 4 5 6	burst pacing	Defib 30 J Defib 30 J Defib 30 J Defib 30 J Defib 30 J Defib 30 J
brady pacing		
mode lower rate	VVI 40 ppm	

- ちなみに，直流通電はどのくらいの強さで行われるのでしょうか？　通常，VFを停止させるために体外から除細動をかける際の通電は200 J以上を要しますが，このエネルギーの多くは皮膚や筋肉を流れてしまいますので無駄なエネルギーともいえます．ICDは体内で通電させるので，より効率がよくなり高くても30 Jくらいと考えられています．
- 最後にICD作動例を**Table 5, Fig 2, Fig 3**に示します．ICDのメモリには，このような作動時の心電図が記録されています．この例では，VT発生後にATP治療が作動し，頻拍は停止しています．ICDといえども可能な限り，cardioversionではなく，このようなATPにより頻拍停止ができるように医師は各患者さんごとに苦労しているのが実情です．

Table 5

【ICD 作動例】

parameter settings		
VF	On	300 ms（200 bpm）
FVT	Off	
VT	On	380 ms（158 bpm）

Fig 2

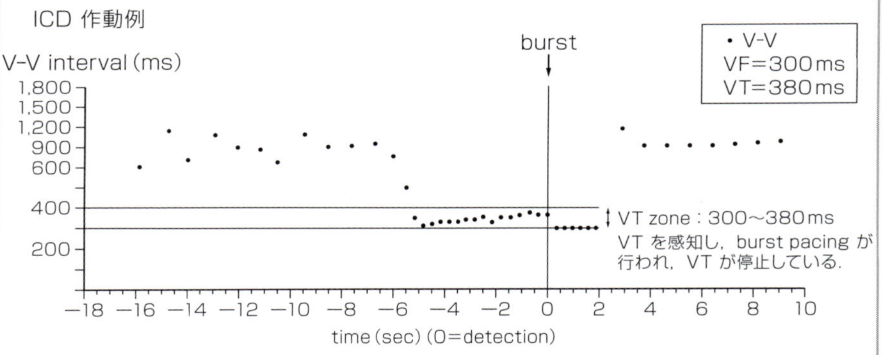

Fig 3

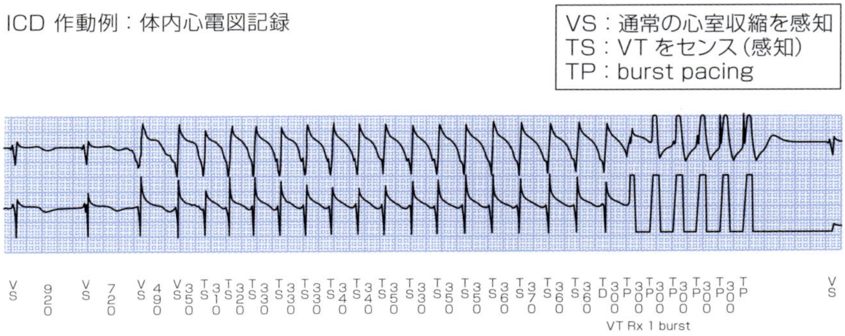

C CRT，CRT-D ってなに？

CRT の原理と適応

- 心不全の新しい治療法として最近「心臓再同期療法」が注目されています．cardiac resynchronization therapy の頭文字をとって「CRT」と呼ばれる植込み型ペースメーカーが，心不全に対する新しい非薬物治療法として台頭しつつあります．
- 心不全とは，全身の身体機能を維持するために必要な血液量が心臓から拍出されない状態を総称する言葉です．結果的に，浮腫，呼吸困難，体重増加などの臨床症状を生じます．簡単に考えると心臓の収縮力が低下する状態だけを考えがちですが，このような「収縮不全」のほかにも，心臓の拡張能力が低下するために心拍出量が低下する「拡張不全」があります．「不整脈」や「虚血性心疾患」に対する各種のカテーテル治療の進歩により，これらの病気の管理が過去に比べてずいぶん容易となっているのに対し,「心不全」は現在も決定的な治療法がなく，まだまださまざまな治療法の開発が必要とされる病気といえるでしょう．
- このような心不全のうち，収縮力が低下した収縮不全を有する患者さんの一部は電気刺激によって状態が改善するという画期的な報告がなされるようになりました．「収縮力が電気刺激により改善する」と聞くと，「本当？」と尋ねたくなりますが，その原理を簡単に説明しておきましょう．
  - ①正常な心臓では，心室の電気的興奮はヒス-プルキンエ系伝導路を介して心室全体がほぼ同時かつ瞬間的に興奮できるような仕組みがあります．したがって心室全体がほぼ同時に収縮し（同期的収縮），効率的なポンプ機能を維持しています．
  - ②収縮力の低下した心臓では，このような心室の同期的収縮に変調をきたすことがあります．心不全では，心臓の収縮力は心室内で一様に低下するわけではありません．収縮力の低下が心室内で不均一に生じ，収縮するタイミングもそれに伴って不均一になりやすくなります．
  - ③さらに，心不全ではヒス束以下の興奮伝導路の障害，特に左脚ブロックが生じやすく，左室の側壁の電気的興奮がほかの部位に比べて遅延し，結果的にこの部位はより遅く収縮することになります．

④このようになると，心室が部位によって別々のタイミングで収縮することになるわけです．それぞれの部位は一生懸命収縮しているにもかかわらず，心臓全体としての効率はきわめて悪くなります．同じ心拍出量を稼ぎ出すためにより多くのエネルギーが必要となり，心不全がさらに悪化するという悪循環が形成されます．

⑤このような心臓の非同期による悪循環を電気刺激によりできるだけ同期させようとする治療が「心臓再同期療法」と呼ばれるCRTです．

⑥基本的なCRTの考え方は，心室の中で収縮するタイミングが遅れて非効率的になっている部分を電気刺激により早く興奮させることで，心室全体の収縮を同期させ，結果的にポンプ機能を効率化しようとするものです．

Point

- CRTは，遅れている心筋の収縮を電気刺激により早くして，心室全体の収縮をできるだけ一致（同期）させようとする治療法

- このCRTは，2004年4月から保険適用になりました．CRTの適応となる患者さんは，以下の条件を満たすものと考えられています．
  - 著明な心機能低下があり，それに伴う身体活動の制限がある
  - 心臓内部での心臓の電気的活動の伝達が不良（QRS幅が延長している）
  - 薬物療法だけでは心不全のコントロールが困難である

CRTの仕組み

- では，CRTとは，具体的にはどのようなものなのでしょうか．まず，実際のCRT本体とリード線を見てみましょう（**Fig 4**）．
- 心房と心室をペーシングする通常のペースメーカーは，右房・右室にリード線を留置しますが，CRTは左室にもリード線を留置し，両方の心室のペーシング（両室ペーシング）を行います．左室の中で収縮の遅れている部分に左室リードを用いて電気刺激することが目的です．しかし，左室内に直接リードを挿入することはできませんので，左室へのリードは左室後壁にある冠静脈洞を経由し，左室の側壁部位辺りの枝血管に留置すること

Fig 4

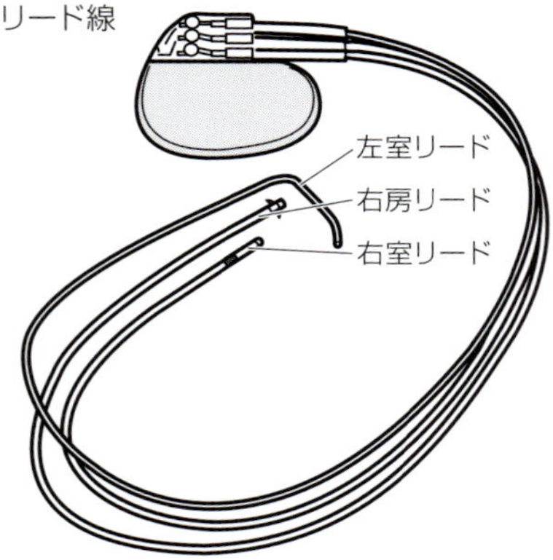

になります．患者さんによってこの枝の解剖はさまざまですので，左室リードの植込み部位は患者さんごとに若干異なります．しかし，このように右室と左室にリードを植込んで同時に電気刺激すれば，心室の興奮，ひいては収縮がより同期し，ポンプ活動は効率的となるわけです．

CRT の治療法

- CRTの植込みを受けた患者さんの全員がこの治療で心不全の改善が得られればよいのですが，まだまだ未解明の部分が多いとされています．
- 欧米で行われた臨床試験の成績では，手術の成功率は90％以上というものの全例で安全に施行できるわけではなく，また植込み後に症状が改善したのは全体の7割であり，この治療に対する反応には個人差があるようです．現在でも，より安全・容易に植込みを行う方法の開発，本治療に反応する患者さんの予測など，多くの研究が進行中です．
- 最後に両室ペーシングの実例を示します．
- **Fig 5-a**は右室リードのペーシングのみ，**Fig 5-b**は左室リードのペーシングのみ，**Fig 5-c**は両室同時にペーシングしたときの12誘導心電図です．右室だけ，左室だけの電気刺激では，QRS幅が広く心室がじわっとゆっくり興奮している様子がうかがえます．これに比べて，両室同時に電気刺激を行ったものでは，QRS幅が狭くなっていて，より効率的な電気興奮をしている様子が想像できます．

Fig 5-a

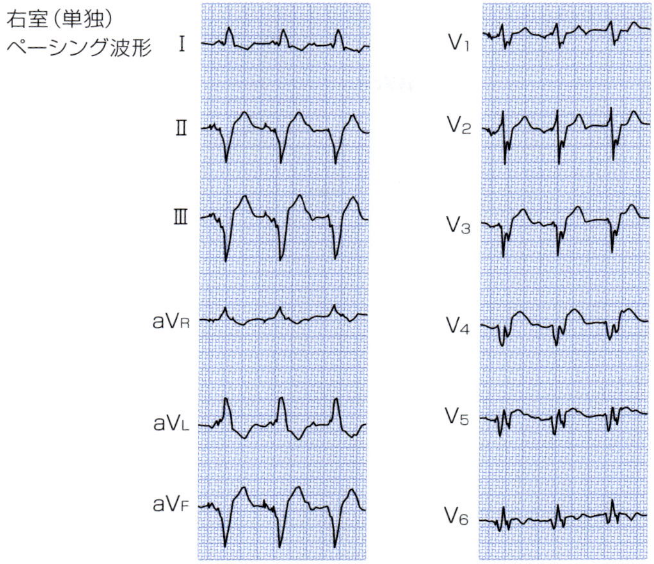
右室（単独）
ペーシング波形
I
II
III
aVR
aVL
aVF
V1
V2
V3
V4
V5
V6

Fig 5-b

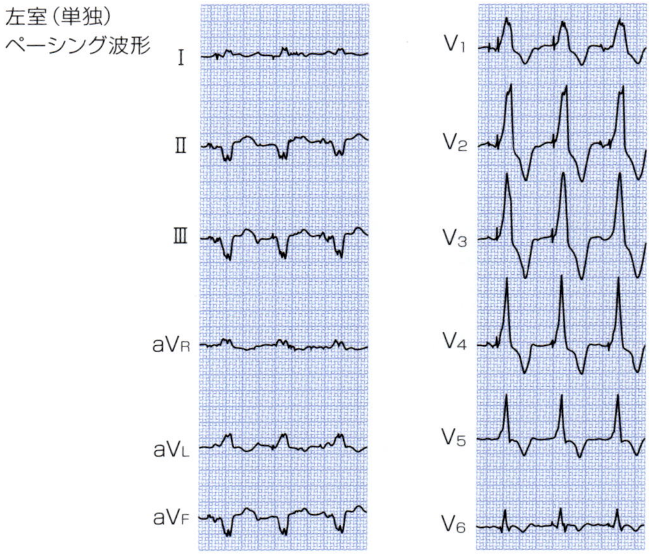
左室（単独）
ペーシング波形
I
II
III
aVR
aVL
aVF
V1
V2
V3
V4
V5
V6

Fig 5-c

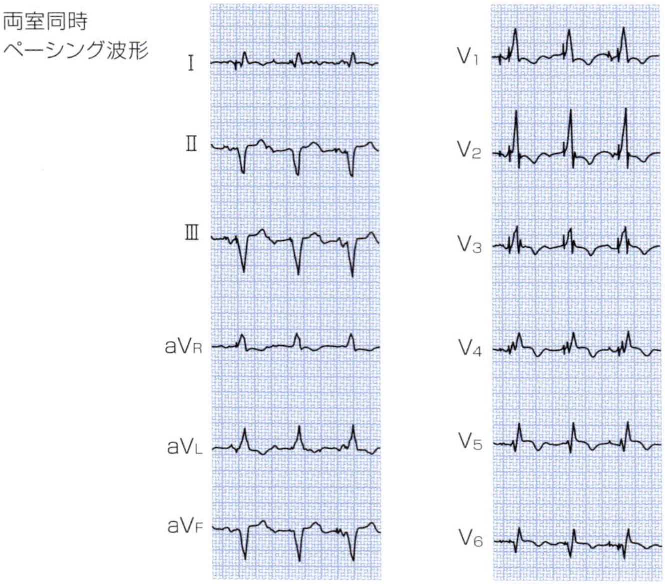

両室同時
ペーシング波形
I
II
III
aVR
aVL
aVF
V1
V2
V3
V4
V5
V6

Fig 6

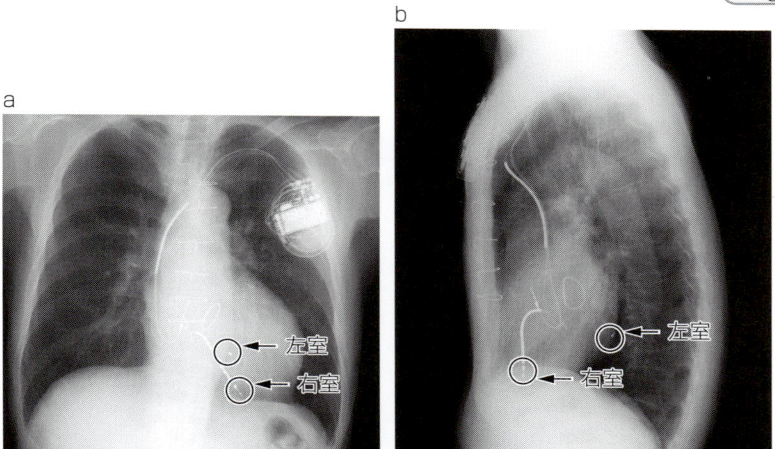

a
左室
右室
b
左室
右室

- Fig 6にX線写真を示します.
- 側面像でみれば，右室のリード，左室のリードがちょうど左室を挟み込むように配置されているのがわかります．前後から同時に電気刺激を起こして，できるだけ効率的にしようとする意義がうかがえるでしょう.

CRT-D

- 当初，CRTは右室・左室を同時に電気刺激する機能だけを有していましたが，2006年8月に保険適用になった除細動機能も付加したCRT–D（cardiac resynchronization therapy defibrillator）は，さらに多くの機能を有するようになりました.
- 1つめはICD機能です．CRTの植込み対象となる心不全患者さんは同時に，VT/VFなどの致死的不整脈を発生しやすい患者さんでもあります．いわば，CRTとICDの両者が必要になるわけで，その意味ではこれらの機能を一台でまかなうCRT–Dは合理的です．2つめは，右室と左室のページングのタイミングをずらすことが可能となった点です．患者さん個人によって細かなアレンジができるようになったわけで，より同期した収縮を得るためのオプションが広がっています.

Point

- CRT-DはCRTにICD機能が備わったもの

D 遠隔モニタリングシステム

遠隔モニタリングシステムとは？

- 患者さんが自宅にいながら，植込み機器のデータを担当医や医療スタッフに送ることができるシステムです．データの送信は，アナログ電話回線，または携帯電話回線をもつ送信機によって行われます．データの送信は，あらかじめ設定した日時，または異常なデータがあったときに行われます．毎日少なくとも1回はデータを確認していますが，常にデータを監視しているシステムではありません．

いつから始まった？

- 2000年に世界ではじめて米国で使用されました．日本では2008年から使用できるようになりました．現在，4社のシステムが使われています．
  ①メドトロニック社（CareLink®）
  ②バイオトロニック社（Home Monitoring®）
  ③セント・ジュード・メディカル社（Merlin.net™）
  ④ボストン・サイエンティフィック社（LATITUDE™）

植込み機器の対象は？

- 遠隔モニタリングに対応する植込み機器すべてが対象ですが，ICDやCRT-Dを植込んでいる患者さんに多く使われています．

使うことによるメリットは？

①遠隔モニタリングシステムを取り入れることで，ペースメーカー外来を円滑に行う手助けになります．

- チェックする項目が多いICDやCRT-Dの患者さんに遠隔モニタリングシ

ステムを取り入れ，患者さんが外来受診する前に，あらかじめ植込み機器のデータを確認することで診療時間を短くすることができます．また，緊急通知（アラート）機能を設定しておくことで植込み機器の異常やイベント発生を早期に知ることができ，外来受診を早めたり，条件設定の変更にも迅速に対応したりすることが可能になります．**Fig 7**は当院で使用しているCareLink®の「送信データ表示」画面です．アラート欄に赤い○があり，緊急通知（電池交換時期）であることを示しています．この症例では，「緊急通知」確認後患者さんに連絡をとり，ペースメーカー本体の入れ替えが直ちに行われました．

Fig 7

患者名	送信日時	アラート	イベントサマリ	閲覧状況	電池	デバイス
○○	○○○○.06.20 11:15 (CareAlert)	●	推奨交換時期(RRT)、ワイヤレスアラート、Patient Alert、リード警告、VT/VF 7回	閲覧済み	2.61 V	Secura™ DR 2010.08.06

②CRTにおいては，心不全の評価に有効とされる胸郭インピーダンスモニタリングが可能な機種も出てきており，遠隔モニタリングを用いた心不全モニタリングが注目されています．

③植込み機器を使用する患者さんの高齢化に伴い，通院が大変な患者さんにとって遠隔モニタリングシステムを利用することで外来受診回数を減らすことが期待されます．

Ⅶ

ペースメーカー心電図
練習問題

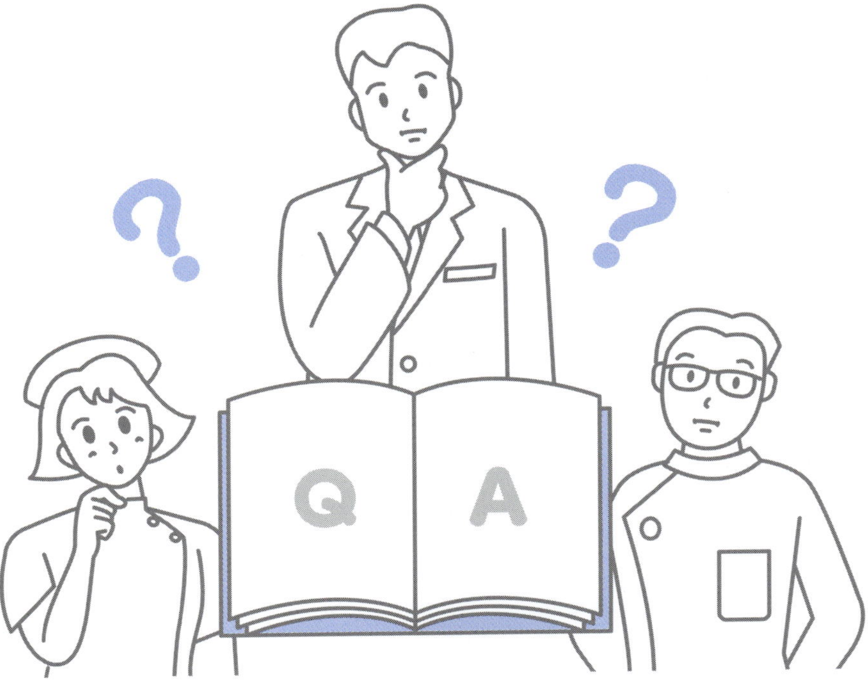

Q1 次の心電図を見て，ペースメーカーモードを想像しましょう．また，ペーシングレートはいくつに設定されていますか？

Fig 1

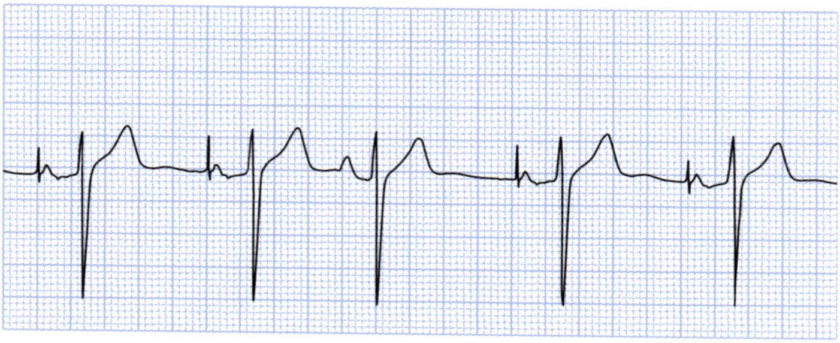

（⇒解答はp132）

解説

小さな線のようなスパイクがペースメーカーから出された電気刺激です．この刺激に続く心臓の興奮はP波となっています．したがって，電線は心房（A）に置かれていることがわかります．なお，3拍目はスパイクがなく，自己のP波です．自己のP波が出現したときには，電気刺激を行っていないのでAAIモードとなります．スパイクとスパイクの間を測定すると25 mm＝1秒となっていますので，ペーシングレートは1分/1秒＝60 ppm（pacing per minute）となります．

Q 2

次の心電図を見て，ペースメーカーモードを想像しましょう．また，ペーシングレートはいくつに設定されていますか？

Fig 2

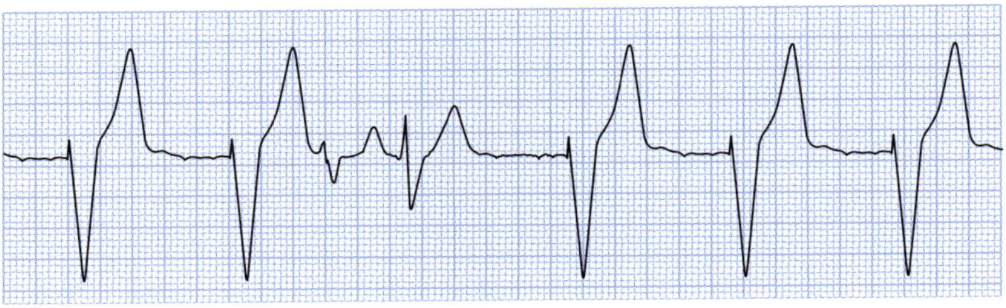

（⇒解答はp133）

解　説

少し見にくいですが，一定間隔に出現している幅の広い下向きの波形の前に小さな線のようなスパイクがあります．つまり，ペースメーカーから出された電気刺激に続く心臓の興奮はQRS波となっていることがわかります．したがって，電線は心室（V）に置かれていることになります．なお，3拍目と4拍目はスパイクがなく，自己のQRS波（心室期外収縮）です．自己のQRS波が出現したときには，電気刺激を行っていないのでVVIモードになります．スパイクとスパイクの間を測定すると25 mm＝1秒となっていますので，ペーシングレートは1分/1秒＝60 ppmとなります．

Q 3 次の心電図を見て，ペースメーカーモードを想像しましょう．また，ペーシングレートはいくつに設定されていますか？

Fig 3

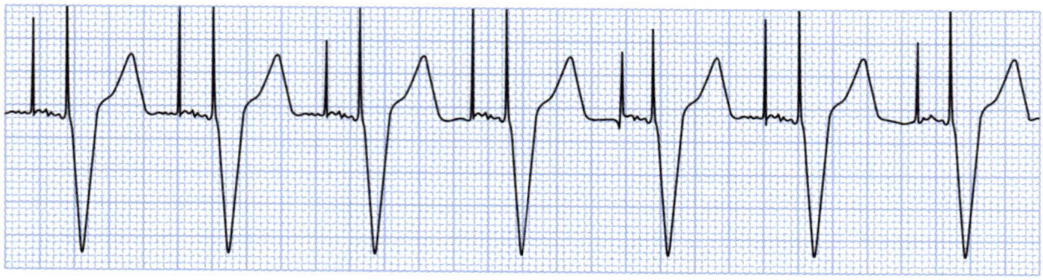

（⇒解答はp134）

解 説

線のようなスパイクがペースメーカーから出された電気刺激です．この刺激に続く心臓の反応はP波とQRS波の両方となっています．したがって，電線が心房と心室に置かれているDDDモードだということがわかります．スパイクとスパイクの間を測定すると21.5 mm＝0.86秒となっていますので，lower rate（心房を刺激する最低限の刺激頻度）は1分/0.86秒＝70 ppmとなります．また，スパイクとスパイクの間隔はA-V delayに相当し，250 msであることもわかります．

Q1の解答⇒AAI，60 ppm

Q4

次の心電図を見て，ペースメーカーモードを想像しましょう．また，ペーシングレートはいくつに設定されていますか？

Fig 4

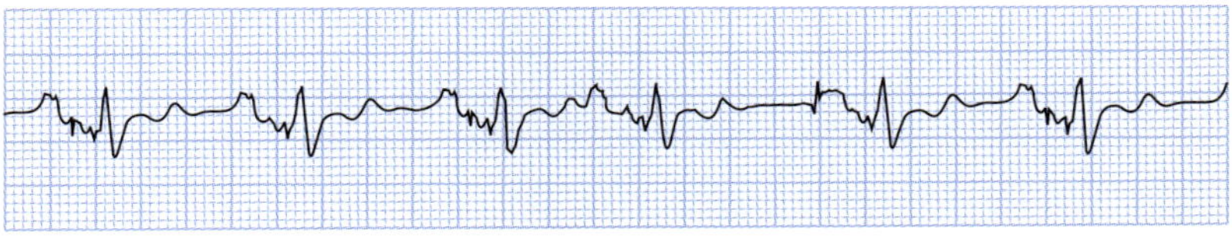

（⇒解答はp135）

解　説

1拍目から4拍目までP波の前にスパイクがありませんが，QRS波の前には小さなスパイクがあります．つまり，自己のP波に同期して（合わせて）心室が電気刺激されていることがわかります．次に，5拍目を見てみるとP波の前にもスパイクがあります．したがって，電線が心房と心室に置かれているDDDモードだということがわかります．心房期外収縮である4拍目の自己のP波と5拍目のP波の前にあるスパイクの間を測定すると25mm＝1秒となっていますので，lower rate（心房を刺激する最低限の刺激頻度）は1分/1秒＝60ppmとなります．

Q2の解答⇒VVI，60ppm

Q 5

次のA（安静時）とB（軽度労作時）の心電図は同じ患者さんの心電図です．ペースメーカーモードを想像しましょう．

Fig 5

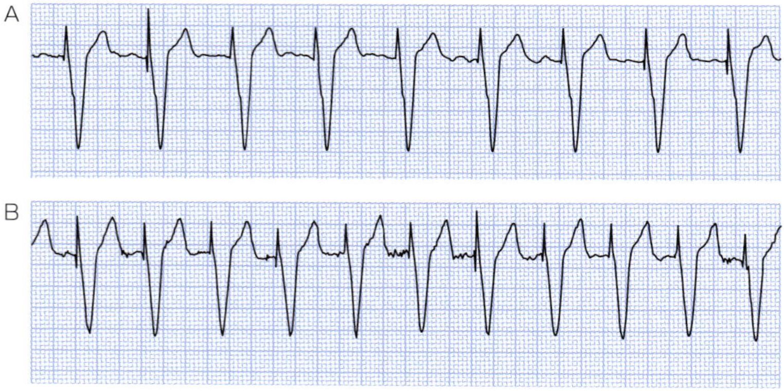

（⇒解答はp136）

解　説

AもBも一定間隔に出現している幅の広い下向きの波形の前に小さな線のようなスパイクがあります．つまり，ペースメーカーから出された電気刺激に続く心臓の反応はQRS波となっていることがわかります．したがって，電線は心室に置かれているVVIモードと考えたいところですが，スパイクとスパイクの間を測定すると，Aは18.5 mm＝0.74秒でペーシングレートは1分/0.74秒≒80 ppm，Bは15 mm＝0.6秒で，ペーシングレートは1分/0.6秒＝100 ppmです．このように，ペーシングレートが変化する場合は，レート調整（心拍応答型）という機能が考えられます．体の動きに合わせて，ペースメーカーが必要なペーシング頻度（結果的には心拍数）を変えていくという機能をもつVVIRモードであることがわかります．

Q3の解答⇒DDD，70 ppm

Q 6

次の心電図はAAIモードです．ペーシングレートはいくつに設定されていますか？　また，4拍目に出現している心室期外収縮に関係なく，ペースメーカーは同じ間隔で刺激を続けていますが，正しい作動ですか？

Fig 6

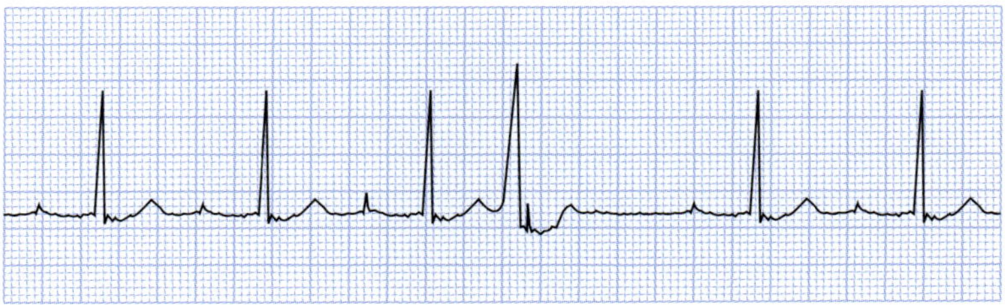

（⇒解答はp137）

解　説

スパイクとスパイクの間を測定すると21.5mm＝0.86秒となっていますので，ペーシングレートは1分/0.86秒＝70ppmとなります．4拍目に心室期外収縮が出現していますが，ペースメーカーは心室期外収縮に関係なく同じ間隔で刺激を続けています．これは，AAIモードは刺激するのも感知するのも心房だけであり，心室期外収縮を感知することはできないので正しい作動といえます．

Q4の解答⇒DDD，60ppm

Q 7

次の心電図はAAIモードです．ペーシングレートはいくつに設定されていますか？　また，3拍目の後，R-R間隔が延長していますが，正しい作動ですか？

Fig 7

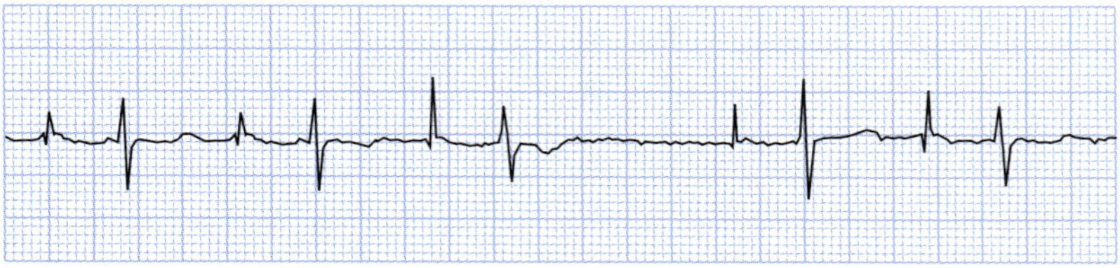

（⇒解答はp138）

解　説

スパイクとスパイクの間を測定すると21.5mm＝0.86秒となっていますので，ペーシングレートは1分/0.86秒＝70ppmとなります．3拍目の後のR-R間隔が延長していますが，3拍目のT波を見てください．ほかの波形のT波と比べると少し形が違うことに気づいたでしょうか？

伝導されない心房期外収縮があると考えられ，T波の上に早期性のあるP波があることがわかります．ペースメーカーはこれを感知して電気刺激を行わなかったわけです．そのP波から，70ppmの間隔で4拍目がペーシングされていますので正しい作動といえます．

Q5の解答⇒VVIR

Q 8

次の心電図はDDDモードです．設定はlower rate＝60ppm，upper rate＝120ppm，A–V delay＝150ms，PVARP＝250msです．4拍目と5拍目に心室期外収縮の2連発が見られますが，その後に見られるP波に注目してください．PVARP（心室後心房不応期）は250msに設定されているのですが，その期間を超えているのに感知されていません．これは正しい作動ですか？

Fig 8

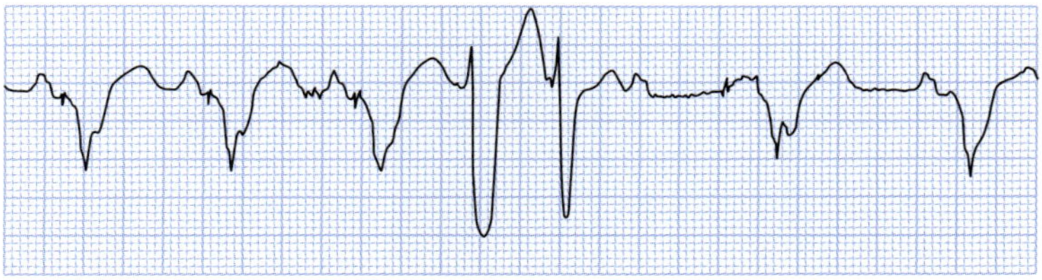

（⇒解答はp139）

解　説

心室期外収縮出現後にPVARPが自動延長する機能が考えられます．設定を詳しく見てみると，心室期外収縮出現後はPVARPが400msに自動延長することがわかりました．ホルター心電図を解析中，心室期外収縮出現後に必ずその後のP波を感知しない現象が見られるときは，ペースメーカーの設定であると考えましょう（一定の法則があれば，ペースメーカーの設定によることが多い）．

Q6の解答⇒ペーシングレートは70ppm．ペースメーカーは正しく作動している．

Q 9

次の心電図はAAIモードです．設定はペーシングレート70 ppm，心房不応期350 msです．この心電図から何が考えられますか？

Fig 9

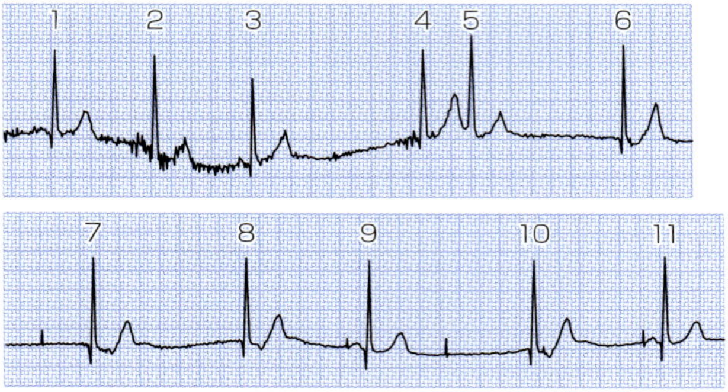

（⇒解答はp140）

解　説

3拍目と4拍目，5拍目と6拍目，7拍目と8拍目の間隔をみると，心拍数70 bpm以下となっています．本来なら，心拍数が70 bpm以下にならないようにペーシングをしなければいけないのですが，何かをP波と間違えて感知してしまっているようです．これは，センシング不全です．ペーシングしなければいけないところでペーシングしていないので，オーバーセンシングが考えられます．また，6拍目と7拍目，9拍目と10拍目の間にはペーシングスパイクは見られますが，その後に生成されるはずのP波が見られません．スパイク（刺激）は正常に出ているのに，スパイクに続くP波が見られないので，ペーシング不全が考えられます．この患者さんは，肥満体型のため体動時に電線が浮いてしまい，このような現象が出ていました．電線を再固定してこのような現象はなくなりました．

Q7の解答⇒ペーシングレートは70 ppm．ペースメーカーは正しく作動している．

Q10

次の心電図はVVIモードです．設定はペーシングレート70ppm，心室不応期320msです．4拍目と5拍目に心室期外収縮の2連発が見られます．4拍目の心室期外収縮のT波の頂点にペーシングスパイクが見られます．この心電図から何が考えられますか？

Fig 10

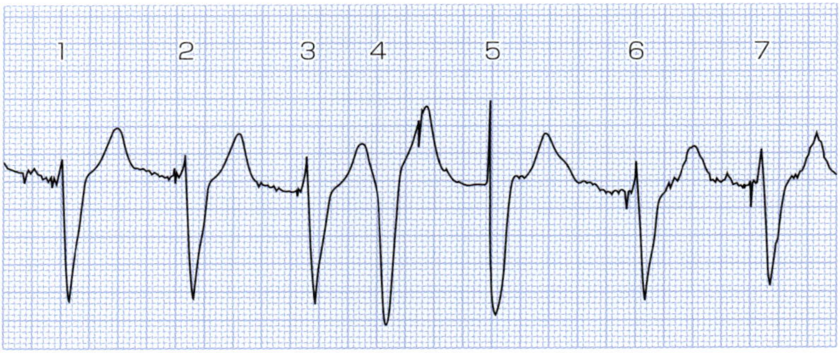

（⇒解答はp141）

解説

ペーシングスパイクをデバイダーで追っていくと，4拍目の心室期外収縮に関係なく，設定レートである70ppmの間隔でペーシングされているのがわかります．つまり，4拍目の心室期外収縮を感知していないということになりますが，この心室期外収縮は3拍目の不応期320msを脱していますので，感知すべきQRS波を感知していないアンダーセンシングが考えられます．5拍目の心室期外収縮は感知され，そこから設定レートである70ppmの間隔でペーシングする正しい作動が見られます．この患者さんでは感知をより鋭敏にすることで対処しました．

Q8の解答⇒正しい作動

Q11

次の心電図はVDDモードです．設定はlower rate＝60 ppm，upper rate＝120 ppm，A-V delay＝150 ms，PVARP＝250 msです．3拍目と4拍目の間が延長しています．この心電図から何が考えられますか？

Fig 11

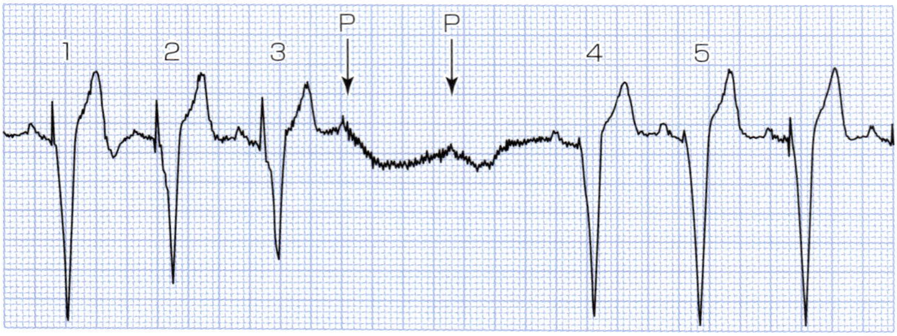

（⇒解答はp142）

解　説

3拍目と4拍目の間が延長しています．本来なら，心拍数が70 bpm以下にならないようにペーシングをしなければいけないのですが，何が考えられるでしょうか？　3拍目と4拍目の間に自己のP波が2個あります．このP波を感知していたと考えると，A-V delayの150 msの間にQRS波を感知しない場合は，自己のP波に同期して（合わせて）心室をペーシングしなければなりません．つまり，ペースメーカーは自己のP波の後の筋電位をQRS波による電気現象と誤認識して，自己のQRS波は出現していると解釈していると考えられます．また，もしP波も感知していなければ，心拍数が70 bpm以下にならないように心室をペーシングしなければいけないのですが，そのような所見も見られません．したがってP波が感知できなかったとしても心室のオーバーセンシングがあることは確実です．この患者さんではリードの断線があり，新しいリードを挿入しました．

Q9の解答⇒ペーシング不全とセンシング不全

Q12

次のA・Bの心電図は同じ患者さんの心電図でDDDモードです．設定はlower rate＝60ppm，upper rate＝120ppm，A‐V delay＝150ms，PVARP＝100msです．この心電図から何が考えられますか？

Fig 12

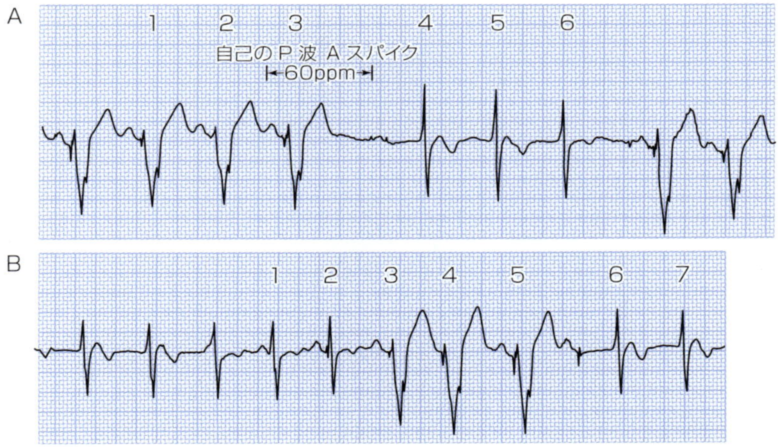

（⇒解答はp144）

解　説

Aの心電図の1～3拍目は自己のP波に同期して（合わせて）心室がペーシングされています．3拍目の後，自己のP波から設定レートである60ppmの間隔で心房がペーシングされています．それに同期して心室のスパイク（刺激）は正常に出ているのに，スパイクに続くQRS波が見られないので，ペーシング不全が考えられます．それと同様にBの心電図の5拍目の次のP波は感知され，それに同期して心室のスパイク（刺激）は正常に出ているのに，スパイクに続くQRS波が見られず，ペーシング不全が考えられます．

Q10の解答⇒センシング不全

Q13

次の心電図はDDDモードです．設定は60～120ppm，A-V delay 80～150ms，PVARP 240～250msです．この心電図から何が考えられますか？

Fig 13

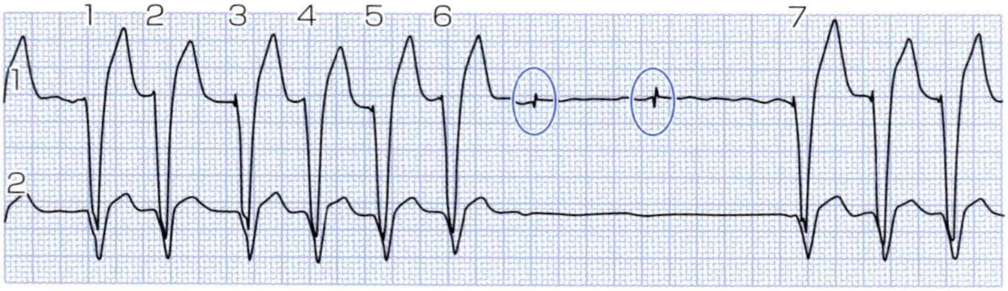

（⇒解答はp145）

解　説

第Ⅱ度房室ブロックのため，ペースメーカーが植込まれた症例です．この心電図はホルター心電図ですが，基本調律は心房細動で，ばらばらに心室刺激が見られています．6拍目と7拍目の間は延長し，心室刺激のスパイクが2ヵ所に見られていますが（心拍数は60bpm以下であり，このスパイクは心室刺激です），スパイクに続くQRS波が見られず，ペーシング不全と考えられます．通常は，心房細動になるとVVIモードに変更するように（心房頻拍応答機能 p68参照）設定されていますが，その機能が働いていません．この症例では心房細動が持続したため，DDDモードからVVIRモードにモード変更がなされ，ペーシングパルス出力（V amplitude）を2.5Vから3.5Vに上げています．

Q11の解答⇒センシング不全

Q 14

次のA・Bの心電図は同じ患者さんの心電図で，設定モードはAAI⇔DDDです.設定はlower rate＝60 ppm，upper rate＝150 ppm，paced A-V delay＝150 ms，sensed A-V delay＝120 ms，PVARP＝Autoです．この心電図から何が考えられますか？

Fig 14

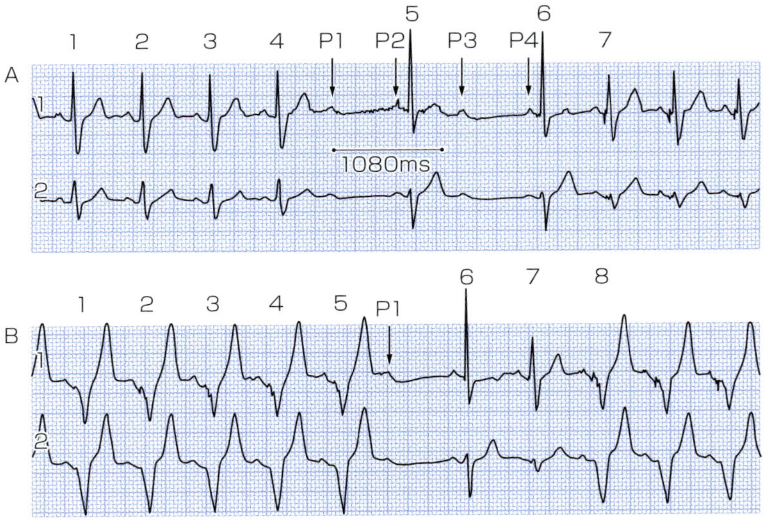

(⇒解答はp145)

解　説

Aの心電図の4拍目と5拍目の間が延長しています．本来なら，心拍数が60 bpm以下にならないようにペーシングされるはずです．4拍目と5拍目の間に自己のP波（P1）があり，このP波を感知したと考えるとA-V delay120 ms後にQRS波を感知しない場合は，自己のP波に同期して心室が刺激されるはずです．センシング不全（オーバーセンシング）と考えられやすいですが，モードから，この現象はMVPモードの作動と考えられます．このように，AAIモード作動中に房室ブロックが出現した際，4つのP波（P1～4）のうち，2つのP波（P2とP4）が伝導されなかった場合，AAIモードをDDDモードに変換するのがMVPモードの正しい作動様式です．心拍数が一時的にlower rate（60ppm）以下になったとしても心室ペーシングを抑制するのがMVPモードです．しかし，R-Rが一定時間以上延長しないようにバックアップ機能が働きます．心室刺激が行われるタイミングはlower rateに相当する時間間隔＋80ms後と決められています．この例ではP1から1,000ms（60ppm）＋80ms＝1,080ms後に心室刺激が行われる設定になっていますが，自己のQRS波（房室接合部からの補充収縮）が見られたため，バックアップ機能は働いていません．

Bの心電図の5拍目と6拍目の間が延長しています．5拍目と6拍目の間に自己のP波（P1）があります．Aの心電図とは異なり，1つのP波のみ心室への伝導が見られていません．このように，DDDモードでの作動が始まると，定期的に房室伝導チェック（自己のQRS波が出現するかを確認するために，故意に心室刺激を行わない）が1拍のみ行われ，自己のQRS波の出現があればAAIモードに切り替わります．Bの心電図では，自己のQRS波の出現がなかったため，DDDモードが継続しています．6拍目は，自己のP波に同期して心室刺激が出現する前に房室接合部からの補充収縮が出現しています．

Q12の解答⇒ペーシング不全

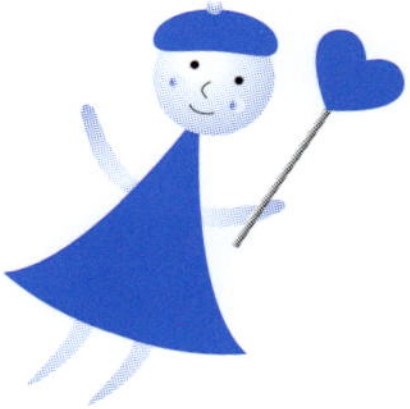

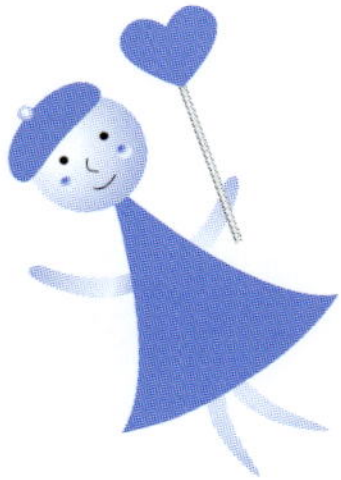

Q13の回答⇒ペーシング不全．ATR機能が働いていない．

Q14の回答⇒MVP機能作動．ペースメーカーは正しく作動している．

付録 ペースメーカー心電図一用語集

A-V delay（p26 参照）

P波が出現した後，ペースメーカーが心室を刺激しQRS波をつくるまでのある一定の時間．心房興奮から心室興奮までの時間でありPQ時間と考えてよい．

lower rate（p25 参照）

ペースメーカーが電気刺激する1分あたりの最低限の刺激頻度．

max sensor rate（p89, 92 参照）

最大レート

レート調整（レート応答型）の機能がついているAAIR・VVIR・DDDRなどのペースメーカーにおいて設定されたペーシング最高頻度．

MVP（managed ventricular pacing）（p98 参照）

不必要な心室刺激を減少することにより，自己伝導を促進する機能．

AAI（R）⇔DDD（R）モードスイッチ機能．

PMT（pacemaker-mediated tachycardia）（p65, 66 参照）

ペースメーカーに起因する頻拍

心室期外収縮による逆行性P波をペースメーカーが感知し，それに同期して心室刺激を行うと，その心室刺激による逆行性P波を再びペースメーカーが感知し，それに同期して再び心室刺激を行い，結果的にペースメーカーを介した上室頻拍が誘発される現象．

PVARP（post ventricular atrial refractory period）（p27 参照）

心室興奮出現後の心房不応期

一度心室興奮が生じると心房がある一定期間はどんな指令がきても反応できないように設定された時間．心室興奮が生じて，その後最短で心房を感知できるようになるまでの時間でもある．

PVARP 自動延長（p65 参照）

心室期外収縮が出現した後はPVARPが自動的に延長する機能．これは，心室期外収縮による逆行性P波を感知して上室頻拍（pacemaker-mediated tachycardia：PMT）が誘発されることを防ぐための設定．

reaction time（p88, 89, 92 参照）

レート調整（レート応答型）の機能がついているAAIR・VVIR・DDDRなどで，基本レートから最高レートまでのレート上昇の程度を示す．

SafeR（p100 参照）

基本的にはAAIモードを維持するように働く機能．
可能な限りAAIモードを維持しようとする自己伝導を保つためのAAI⇔DDDモードスイッチ機能．

slope（p88, 89, 92 参照）

レート調整（レート応答型）の機能がついているAAIR・VVIR・DDDRなどで，ペーシングレートを基本レートよりどのように高く上げるか，その程度を示す．

spike on T 現象（p53, 73 参照）

心電図上，ペーシングスパイクがT波（電気的に不安定な時期）に乗っている現象．基礎心疾患がある場合には心室性不整脈を誘発してしまう可能性がある．

upper rate（p25 参照）

自己のP波に心室の刺激がどれだけ追従（同期）できるかを表す最高心拍数．この心拍数まではペースメーカーはP波とQRS波が1：1になるように電気刺激する．心室の刺激頻度はこの心拍数を上回ることはない．

ventricular refractory（p27 参照）

心室不応期

一度心室興奮が生じると心室が一定期間はどんな指令がきても反応できない時間．心室興奮が生じてその後最短で心室を感知できるようになるまでの時間でもある．

VF zone（p118 参照）

植込み型除細動器において心室細動（VF）と認識するために設定された心拍数の範囲．

VIP（ventricular intrinsic preference）（p101 参照）

心室自己心拍優先機能

A-V delayを延長することで自己伝導を維持しようとする機能．

VT zone（p118 参照）

植込み型除細動器において心室頻拍（VT）と認識するために設定された心拍数の範囲．

アンダーセンシング（p52 参照）

心臓の興奮があるにもかかわらず感知できず，結果的にペーシングすべきでないときにペーシングする現象．

遠隔モニタリングシステム（p126 参照）

患者が自宅にいながら，植込み機器のデータを担当医や医療スタッフに送ることができるシステム．

応答様式（p7 参照）

ペースメーカーモードの3番目の文字で示される「抑制」，「同期」といったペースメーカーの働きを意味する．

オーバーセンシング（p50 参照）

筋電位など，心臓の興奮ではない電気現象を誤って感知し，ペーシングしなければいけないときにペーシングしない現象．

クロストーク（p73 参照）

心房の電気刺激が，心室に置かれた電線で感知される現象．

スパイク（p7 参照）

心電図上に見られるペースメーカーが出す電気刺激を表す波．スパイク状に見える小さな線のような波．

スリーピングレート（p61 参照）

夜間就寝中の心拍数を通常の設定レートよりも低くするために設けられた夜間就寝中専用の設定レート．スリーピングレートを設定するには夜間就寝中の時間設定も行う．多くは1時間かけてスリーピングレートの心拍数になるよう設定されている．心拍数トレンドでは逆向きの台形型を示す．

設定（ペーシング）レート（p21 参照）

最低限の心拍数を確保するために決められたペースメーカーに電気刺激させる1分あたりの刺激頻度.

センシング不全（p50 参照）

センシングは心臓の興奮を感知（監視）すること，センシング不全はその感知（監視）する機能の異常.

セーフティペーシング（p63 参照）

DDDのみに見られる設定．心房興奮後に生じた心室期外収縮出現時に，心室を早く刺激する機能．心房刺激の後，ある決められた期間内に心室を感知すると，通常のA-V delayよりも短い間隔で心室刺激を行う.

ヒステリシス（p60 参照）

自己の心臓の興奮が出るのを設定レートよりも長めに待ち，自己脈をできるだけ大切にする機能．たとえば，設定レートが60 ppmでは心拍数が60 bpm以下にならないようにペースメーカーは心臓を刺激するはずだが，ヒステリシスレートを50 ppmと設定した場合は，自己脈の後のみ心拍数50 bpmまで刺激を行わないで自己脈を優先させる.

不応期（p21 参照）

心房あるいは心室が一定期間はどんな指令がきても反応できない期間.

ペーシング不全（p54 参照）

ペースメーカーによる電気刺激はあるにもかかわらず，心臓が反応しない状態.

ペースメーカーモード（p6, 10 参照）

ペースメーカーの設定をアルファベットの文字で示したもの．通常3文字で表される.

ミニマムトラッキングリミット（p62 参照）

VDDのみに見られる設定で，基本的な考え方はヒステリシスと同じ．設定レート（lower rate）以下でもA-V delayの間に心房の興奮を感知できるようにし，自己のP波に合わせてVペーシングする状態を優先させる機能.

レート調整（心拍応答型）（p10 参照）

体の動きに合わせて，ペーシング頻度を自動で調整する機能で，生理的な心拍数の変化をペースメーカー自身によって再現しようとする機能.

索　引

欧　文

和　文

あ行

か行

さ行

た行

な行

は行

ま行

や行

ら行

看護師・検査技師・研修医のための
ペースメーカー心電図が好きになる！(改訂第2版)

2007年 9月25日　第1版第1刷発行
2013年 4月20日　第1版第6刷発行
2014年10月 1日　第2版第1刷発行
2025年 3月25日　第2版第5刷発行

著　者 山下武志，葉山恵津子

発行者 小立健太
発行所 株式会社 南 江 堂
〒113-8410 東京都文京区本郷三丁目42番6号
☎(出版)03-3811-7198 (営業)03-3811-7239
ホームページ https://www.nankodo.co.jp/
印刷・製本 真興社
装丁 永田早苗

定価は表紙に表示してあります.
落丁・乱丁の場合はお取り替えいたします.
ご意見・お問い合わせはホームページまでお寄せください.

Printed and Bound in Japan
ISBN978-4-524-26554-1